Bucătăria Paleo

Rețete Sănătoase și Delicioase pentru un Stil de Viață Natural

Ana Popescu

Cuprins

Coaste afumată cu mere și sos de muștar pug 8
Rupt 8
Dip 8
Coaste de porc la grătar cu salată proaspătă de ananas 11
carne de porc picant 13
Gulaș 13
varză 13
Marinara de chiftele cu cârnați italieni cu felii de fenicul și ceapă prăjită 15
Chiftele 15
marinara 15
Tavi de dovlecel umplute cu carne de porc cu busuioc si nuci de pin 17
Boluri cu tăiței de porc cu curry de ananas, lapte de cocos și ierburi 19
Empanadas picante de porc la grătar cu salată de castraveți 21
Pizza de dovlecel cu pesto făcută din roșii uscate la soare, ardei și cârnați italieni .23
Trujă de miel afumată de lămâie și coriandru cu sparanghel la grătar 26
tocană de miel 28
Tocană de miel cu tăiței de țelină 30
Cotlete de miel cu rodie picant și sos de curmale 32
chutney 32
cotlete de miel 32
Cotlete de miel Chimichurri cu transpirație de varză Radicchio 34
Cotlete Ancho de Miel și Salvie Tartinată cu Morcovi și Sos Tartar de Cartofi Dulci 36
Burger de miel umplut din grădină cu coulis de boia 38
Coulis de ardei 38
Hamburger 38
Frigarui de miel cu oregano dublu si sos tzatziki 41
pulpa de miel 41
Sos tzatziki 41
Pui la gratar cu sofran si lamaie 43
Spatchcocked Pui cu Salata Jicama 45
Pui 45

Salată de varză...45
Tobe de pui la gratar cu vodca, morcovi si sos de rosii.............................48
Friptură de pui și cartofi prăjiți rutabaga 50
Coq au vin cu trei ciuperci și piure de napi 52
Tobe glazurate cu rachiu de piersici...54
Glazură cu rachiu de piersici 54
Pui marinat in Chili cu salata de mango pepene galben..........................56
Pui   56
salată...56
Pulpe de pui tandoori cu raita de castravete 59
Pui   59
Castravete Raita..59
Tocană de pui curry cu rădăcină, sparanghel și aromă de mere verde 61
Salata de pui la gratar cu zmeura, sfecla si migdale prajite.....................63
Piept de pui umplut cu broccoli cu sos de rosii proaspat si salata Caesar 66
Wrapuri de frigarui de pui la gratar cu legume picante si sos de nuci de pin 69
Piept de pui la cuptor cu ciuperci, conopida fierta cu usturoi si sparanghel prajit..71
Supă thailandeză de pui..73
Pui la gratar cu lamaie si salvie scarola 75
Pui cu ceapa primavara, nasturel si ridichi 78
Pui tikka masala..80
Pulpe de pui Ras el Hanout 83
Pulpe de pui marinate în starfruit pe spanac sotat 85
Tacos cu pui și varză Poblano cu maioneză Chipotle 87
Tocană de pui cu morcovi pui și bok choy..89
Pui prajit cu nuci caju si portocala si piper pe hartie de salata 91
Pui vietnamez cu nucă de cocos și lemongrass 93
Pui la gratar si salata de mere...96
Supă toscană de pui cu panglici de varză 98
larb de pui..100
Burger de pui cu sos de caju Sichuan 102
Sos de caju Sichuan 102
Wrap turcesc cu pui..104
Pui spanioli din Cornish...106
Piept de rata cu rodie si salata jicama 109

Friptură de curcan cu piure de rădăcină de usturoi	111
Piept de curcan umplut cu sos pesto si rucola	114
Piept de curcan condimentat cu sos BBQ de cirese	116
File de curcan cu paine de vin	118
Piept de curcan prăjit cu arpagic și sos de creveți	121
Friptură de curcan cu rădăcină	123
Friptură de curcan cu ierburi, sos de ceapă caramelizată și barcuțe cu varză prăjită	125
Turcia Posole	127
bulion de oase de pui	129
Somon Harissa verde	132
Somon	132
Harissa	132
Seminte de floarea soarelui asezonate	132
salată	133
Somon la gratar cu salata de anghinare marinata	136
Somon cu salvie cu ardei iute la oală cu salsa de roșii verzi	138
Somon	138
ketchup verde	138
Somon prăjit și sparanghel în papillote cu pesto de lămâie și alune	141
Somon picant cu ciuperci și sos de mere	143
Sole en papillote cu legume taiate juliana	146
Tacos pesto de rucola cu crema de lime afumata	148
Fripturi de cod și dovlecel la grătar cu sos picant de mango și busuioc	151
Cod braconat în Riesling și roșii umplute cu pesto	153
Cod la gratar in crusta de fistic si coriandru pe piure de cartofi dulci	155
Cod de rozmarin și mandarină cu broccoli prăjit	157
Wrap cu salata de cod curry cu ridichi murate	159
Eglefin prăjit cu lămâie și fenicul	161
Snapper cu crustă de nuci de pecan cu sos tartar de bame cajun și roșii	163
Empanada de ton tarhon cu avocado și aioli de lămâie	165
tagine cu arici de mare dungi	168
Bouillabaisse cu fructe de mare	170
Ceviche clasic de creveți	172
Salată de creveți cu crustă de nucă de cocos și spanac	175

Ceviche cu creveți tropicali și scoici 177
Creveți cu usturoi cu spanac ofilit și radicchio 179
Salată de crab cu avocado, grapefruit și jicama 181
Bulion de coadă de homar cajun cu aioli de tarhon 183
Midii prajite cu aioli de sofran 185
Cartofi prăjiți de Panais 185
aioli de șofran 185
coajă albastră 185
Scoici la tigaie cu sos de sfeclă roșie 188
Scoici la grătar cu sos de castraveți și mărar 191
Scoici la grătar cu roșii, ulei de măsline și sos de ierburi 193
Scoici și sos 193
salată 193
Chimen prajit conopida cu fenicul si ceapa sidefata 195
Sos gros de roșii și vinete cu dovlecei spaghetti 197
Ciuperci Portobello umplute 199
friptură de radicchio 201
Fenicul prăjit cu vinaigretă de portocale 202
Varză Savoy în stil punjabi 205
Scorțișoară Prăjită Dovleac Butternut 207
Sparanghel la gratar cu un ou cernut si nuca 208
Salată crocantă de varză cu ridichi, mango și mentă 210
Inele de varză prăjită de vaca cu lămâie 211
Varză prăjită cu spray balsamic de portocale 212

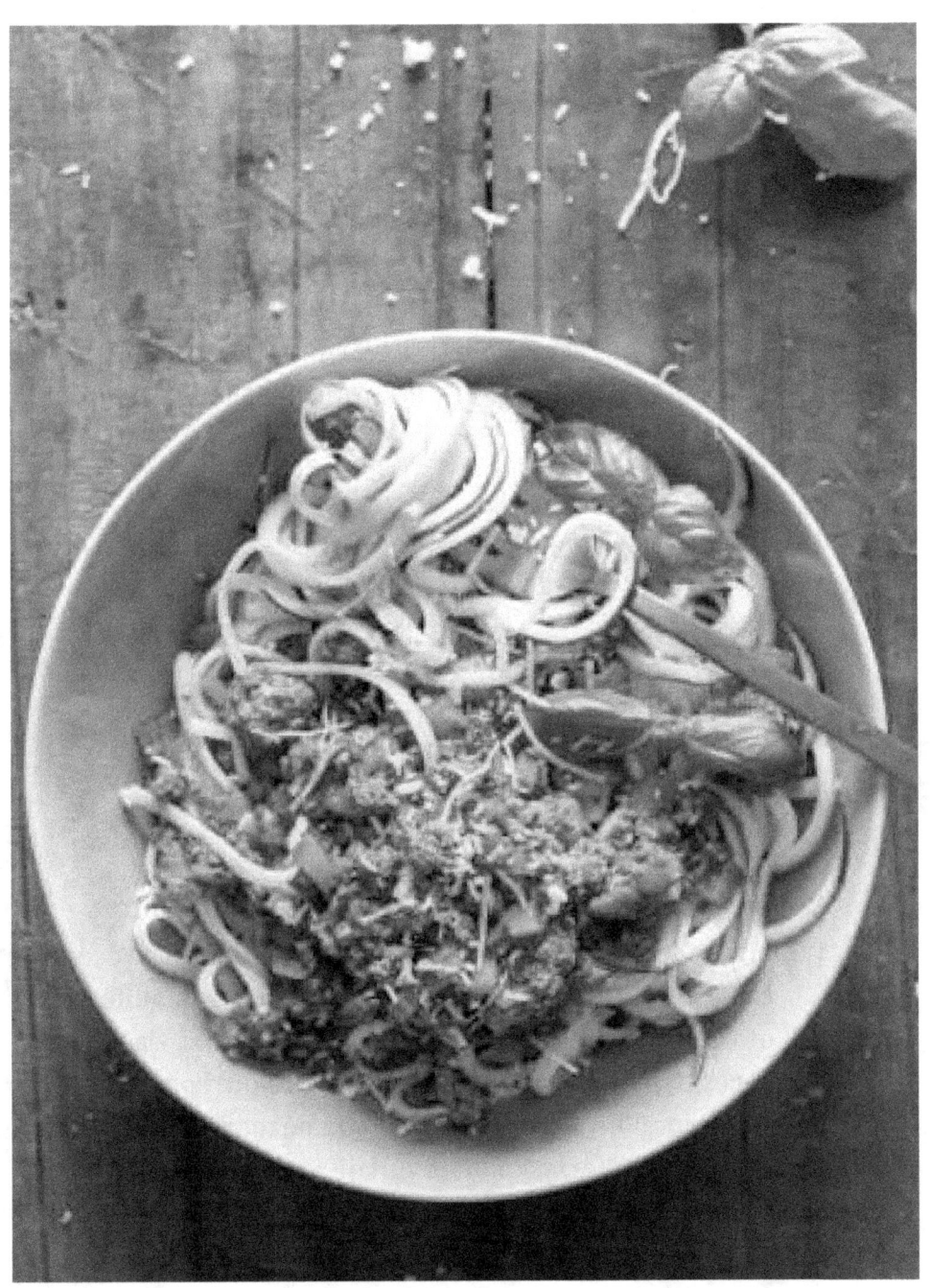

COASTE AFUMATA CU MERE ȘI SOS DE MUȘTAR PUG

DIP:1 oră Odihnă: 15 minute Afumat: 4 ore Gatit: 20 minute Randament: 4 porții FRICOS

AROMA BOGATA ȘI TEXTURA CARNOASA.COASTE AFUMATE, AI NEVOIE DE CEVA PROASPAT ȘI CROCANT PENTRU A FI ALATURI. APROAPE ORICE SALATĂ ESTE POTRIVITĂ, DAR SALATA DE FENICUL (VEZI ARANJAMENTSI IN POZA AICI), ESTE DEOSEBIT DE BUN.

RUPT

8 până la 10 bucăți de lemn de măr sau nuc

3 până la 3½ kg muschi de porc

¼ cană condimente afumate (vezi aranjament)

DIP

1 măr mediu, decojit, fără miez și feliat subțire

¼ cană ceapă tocată

¼ cană de apă

¼ cană oțet de mere

2 linguri muștar de Dijon (vezi aranjament)

2 până la 3 linguri de apă

1. Înmuiați așchii de lemn în suficientă apă pentru a le acoperi cu cel puțin 1 oră înainte de a fuma. Scurgeți înainte de utilizare. Tăiați grăsimea vizibilă de pe coaste. Dacă este necesar, îndepărtați membrana subțire din spatele coastelor. Puneți coastele într-o tigaie mare, puțin adâncă. Presărați uniform condimentul de tămâie deasupra; frecați cu degetele. Se lasa la temperatura camerei timp de 15 minute.

2. Pune cărbuni preîncălziți, așchii de lemn scurse și o oală cu apă în afumător conform instrucțiunilor producătorului. Turnați apă în tigaie. Puneți coastele, cu partea osoasă în jos, pe un suport peste o oală cu apă. (Sau puneți coaste pe grătar, puneți coaste pe gratar.) Acoperiți și fumați timp de 2 ore. Mențineți o temperatură de aproximativ 225 °F în interiorul afumătorului pe tot parcursul procesului de fumat. Adăugați mai mult cărbune și apă după cum este necesar pentru a menține temperatura și umiditatea.

3. Între timp, pentru sosul de mop, combinați feliile de mere, ceapa și ¼ de cană de apă într-o cratiță mică. aduceți la fierbere; reduce febra. Acoperiți și fierbeți 10 până la 12 minute sau până când feliile de mere sunt foarte fragede, amestecând din când în când. Se răcește ușor; Fără apă, transferați merele și ceapa într-un robot de bucătărie sau blender. Acoperiți și procesați sau amestecați până la omogenizare. Turnați terciul înapoi în tigaie. Adăugați oțet și muștar de Dijon. Se fierbe la foc mediu timp de 5 minute, amestecând din când în când. Adăugați 2 până la 3 linguri de apă (sau mai mult dacă este necesar) pentru a face sosul ca un sos de salată. Împărțiți sosul în trei.

4. După 2 ore, ungeți generos coastele cu o treime din sosul de mop. Acoperiți și fumați încă 1 oră. Ungeți din nou cu încă o treime din sosul de mop. Înfășurați fiecare coastă în folie grea și întoarceți coastele la afumător, stivuindu-le una peste alta dacă este necesar. Acoperiți și fumați încă 1 până la 1 oră și jumătate sau până când coastele sunt fragede. *

5. Lăsați coastele deoparte și ungeți cu treimea rămasă din sosul de mop. Pentru a servi, tăiați coastele între oase.

*Sfat: Pentru a testa frăgezimea coastelor, îndepărtați cu grijă folia de pe o foaie de coaste. Folosind un clește, ridicați placa nervură și țineți placa de sfertul superior al plăcii. Întoarceți coasta, astfel încât partea cu carne să fie în jos. Dacă nervurile sunt moi, panoul ar trebui să se prăbușească atunci când este ridicat. Dacă nu sunt fragede, împachetați-le din nou în folie și continuați să fumați coastele până când sunt fragede.

COASTE DE PORC LA GRATAR CU SALATA PROASPATA DE ANANAS

TEME PENTRU ACASA:20 minute de gătit: 8 minute de gătit: 1 oră 15 minute
Randament: 4 porții

COTLETELE DE PORC DE ȚARA SUNT CARNOASE,IEFTIN ȘI CU MANIPULARE CORECTA, DE EX. B. GATIȚI LENT ȘI GATIȚI INTR-UN SOS GRATAR GROS, SE VOR INMUIA PANA LA PUNCTUL DE TOPIRE.

2 lire sterline. Coaste de porc dezosate la stil rustic
¼ lingurita piper negru
1 lingura ulei de cocos rafinat
½ cană suc proaspăt de portocale
1½ cani de sos BBQ (veziaranjament)
3 căni de varză mărunțită și/sau varză roșie
1 cană morcovi rasi
2 cani de ananas tocat marunt
⅓ cană de vinaigretă ușoară de citrice (veziaranjament)
sos gratar (veziaranjament) (Opțional)

1. Preîncălziți cuptorul la 350°F. Se presară carne de porc cu piper. Încinge uleiul de cocos într-o tigaie foarte mare la foc mediu-mare. se adauga carnea de porc; Coaceți 8 până la 10 minute sau până când se rumenesc și se rumenesc uniform. Aranjați coastele într-o tavă pătrată de 3 litri.

2. Pentru sos, adăugați sucul de portocale în tigaie și amestecați pentru a răzui bucățile maro. Adăugați 1½ cană de sos grătar. Se toarnă sosul peste coaste. Întoarceți coastele pentru a le acoperi cu sos (folosește o pensulă de patiserie pentru a unge sosul pe coaste, dacă este necesar). Acoperiți bine caserola cu folie de aluminiu.

3. Gatiti coastele timp de 1 ora. Scoateți folia și ungeți sosul peste caserolă. Gatiti inca 15 minute sau pana cand coastele sunt fragede si rumenite, iar sosul s-a ingrosat usor.

4. Între timp, pentru salata de ananas, aruncați kale, morcovi, ananas și vinegreta ușoară de citrice. Acoperiți și lăsați la frigider până când sunt gata de servire.

5. Serviți coaste cu salată și sos BBQ suplimentar, dacă doriți.

CARNE DE PORC PICANT

TEME PENTRU ACASA:20 de minute de gătit: 40 de minute. Randament: 6 portii

SE SERVEȘTE ACEASTĂ TOCANĂ MAGHIARĂPESTE UN PAT DE VARZĂ CROCANTĂ, ABIA OFILIT, PENTRU O MASĂ CU UN FEL. ZDROBIȚI SEMINȚELE DE CHIMEN ÎNTR-UN MOJAR ȘI UN PISTIL, DACĂ AVEȚI UNUL LA ÎNDEMÂNĂ. ALTERNATIV, APĂSAȚI SUB PARTEA LATĂ A CUȚITULUI BUCĂTARULUI, APĂSÂND UȘOR PE CUȚIT CU PUMNUL.

GULAS

1½ kilograme de carne de porc

2 căni de ardei gras roșii, portocalii și/sau galbeni mărunțiți

¾ cana ceapa rosie tocata marunt

1 ardei roșu proaspăt mic, fără semințe și tocat mărunt (vezi a se sprijini)

4 lingurițe de condimente pentru tămâie (vezi aranjament)

1 lingurita chimen macinat

¼ de lingurita maghiran sau oregano macinat

1 conserve (14 uncii) de roșii tăiate cubulețe nesărate, nescurcate

2 linguri de otet de vin rosu

1 lingura coaja de lamaie rasa fin

⅓ cană pătrunjel proaspăt tocat

VARZA

2 linguri ulei de masline

1 ceapă medie, feliată

1 varză de varză sau mov, fără miez și feliate subțire

1. Pentru gulaș, într-un cuptor olandez mare, gătiți carnea de porc, ardeii și ceapa la foc mediu-mare timp de 8 până la 10 minute, sau până când carnea de porc nu mai este roz și legumele sunt fragede și crocante, amestecând cu un lemn de lemn. linguriță. a rupe carnea în bucăți. Se toarnă

grăsimea. Reduceți căldura la minimum; adauga ardei rosu, condimente afumate, chimen si maghiran. Acoperiți și gătiți timp de 10 minute. Adăugați roșiile nescurcate și oțetul. aduceți la fierbere; reduce febra. Acoperiți și fierbeți timp de 20 de minute.

2. Între timp, pentru varză, încălziți uleiul într-o tigaie foarte mare la foc mediu-mare. Adăugați ceapa și gătiți până se înmoaie, aproximativ 2 minute. adăugați varză; se amestecă pentru a se combina. Reduceți căldura la minimum. gătiți aproximativ 8 minute sau până când varza este fragedă, amestecând din când în când.

3. Pentru a servi, transferați o parte din amestecul de varză pe o farfurie. Deasupra se intinde gulas si se presara cu coaja de lamaie si patrunjel.

MARINARA DE CHIFTELE CU CÂRNAȚI ITALIENI CU FELII DE FENICUL ȘI CEAPĂ PRĂJITĂ

TEME PENTRU ACASA:30 de minute de gătit: 30 de minute de gătit: 40 de minute
Randament: 4-6 porții

ACEASTA REȚETA ESTE UN EXEMPLU RARA UNUI PRODUS CONSERVAT CARE FUNCȚIONEAZA LA FEL DE BINE, DACA NU MAI BINE, DECAT VERSIUNEA PROASPATA. CU EXCEPȚIA CAZULUI IN CARE AVEȚI ROȘII FOARTE, FOARTE COAPTE, NU VEȚI OBȚINE O CONSISTENȚA LA FEL DE BUNA DE SOS CU ROȘII PROASPETE CA ȘI CU ROȘIILE DIN CONSERVA. ASIGURAȚI-VĂ CĂ UTILIZAȚI UN PRODUS ORGANIC FĂRĂ SARE ȘI CHIAR MAI BUN.

CHIFTELE

2 ouă mari

½ cană făină de migdale

8 catei de usturoi, tocati

6 linguri de vin alb sec

1 lingura ardei iute

2 lingurite de piper negru

1 lingurita de seminte de fenicul, usor zdrobite

1 lingurita oregano uscat, zdrobit

1 lingurita de cimbru uscat, tocat

¼ până la ½ linguriță de piper cayenne

1½ kilograme de carne de porc

MARINARA

2 linguri ulei de masline

2 conserve de 15 oz conserve de roșii nesărate sau o cutie de 28 oz.

½ cană busuioc proaspăt tocat

3 bulbi medii de fenicul, tăiați la jumătate, fără semințe și tăiați subțiri

1 ceapă dulce mare, tăiată în jumătate și feliată subțire

1. Preîncălziți cuptorul la 375°F. Tapetați o tavă mare de copt cu hârtie de copt; pune deoparte. Într-un castron mare, amestecați ouăle, făina de migdale, 6 căței de usturoi tocați, 3 linguri de vin, praf de boia de ardei, 1½ linguriță de piper negru, semințe de fenicul, oregano, cimbru și piper cayenne. se adauga carnea de porc; amesteca bine. Formați amestecul de porc în chiftele de 1½ inch (ar trebui să aveți aproximativ 24 de chifteluțe); Se aseaza intr-un singur strat pe foaia de copt pregatita. Coaceți aproximativ 30 de minute sau până se rumenesc ușor, întorcându-le o dată.

2. Între timp, pentru sosul marinara, încălziți 1 lingură de ulei de măsline într-un cuptor olandez de 4-6 litri. Adăugați cei 2 căței de usturoi tocați rămași; Gatiti aproximativ 1 minut sau pana abia incepe sa se rumeneasca. Adăugați rapid restul de 3 linguri de vin, passata de roșii și busuioc. aduceți la fierbere; reduce febra. Se fierbe neacoperit timp de 5 minute. Turnați cu grijă chiftelele fierte în sosul marinara. Acoperiți și gătiți la foc mic timp de 25 până la 30 de minute.

3. Între timp, într-o tigaie mare, încălziți lingura rămasă de ulei de măsline la foc mediu-mare. Adăugați feniculul și ceapa tocate. Gatiti 8 pana la 10 minute sau pana cand sunt fragezi si se rumenesc usor, amestecand frecvent. Se condimentează cu ½ linguriță rămasă de piper negru. Serviți chiftele și sosul marinara peste fenicul și ceapă.

TAVI DE DOVLECEL UMPLUTE CU CARNE DE PORC CU BUSUIOC SI NUCI DE PIN

TEME PENTRU ACASA:20 de minute de gătit: 22 de minute de gătit: 20 de minute
Randament: 4 porții

COPIII VOR ADORA ACEST FEL DE MANCARE DISTRACTIVDOVLECEI SCOBIȚI UMPLUȚI CU CARNE DE PORC, ROȘII ȘI ARDEI. DACA DORIȚI, ADAUGAȚI 3 LINGURI DE PESTO DE BUSUIOC (VEZI ARANJAMENT) IN LOC DE BUSUIOC PROASPAT, PATRUNJEL ȘI NUCI DE PIN.

- 2 dovlecei medii
- 1 lingura ulei de masline extravirgin
- 12 uncii de carne de porc
- ¾ cană ceapă tocată
- 2 catei de usturoi tocati
- 1 cana rosii tocate
- ⅔ cana ardei gras galben sau portocaliu tocat marunt
- 1 lingurita de seminte de fenicul, usor zdrobite
- ½ linguriță fulgi de ardei roșu mărunțiți
- ¼ cană busuioc proaspăt tocat
- 3 linguri patrunjel proaspat, taiat fasii
- 2 linguri de nuci de pin prajite (vezi a se sprijini) și tocate grosier
- 1 lingurita coaja de lamaie rasa fin

1. Preîncălziți cuptorul la 350°F. Tăiați dovlecelul în jumătate pe lungime și răzuiți ușor centrul, lăsând o piele de ¼ inch grosime. Tăiați pulpa de dovlecel în bucăți mari și puneți deoparte. Puneți jumătățile de dovlecel, tăiate în sus, pe o tavă de copt acoperită cu folie.

2. Pentru umplutură, încălziți uleiul de măsline într-o tigaie mare la foc mediu-mare. se adauga carnea de porc; gatiti pana nu mai sunt roz, amestecand cu o lingura de lemn pentru a rupe pulpa. Se toarnă grăsimea. Reduceți căldura la mediu. Adăugați pulpa de dovlecel, ceapa și usturoiul rezervat; gătiți și amestecați aproximativ 8 minute sau până când ceapa este fragedă. Adăugați roșiile, ardeii, semințele de fenicul și ardeiul roșu zdrobit. Gatiti aproximativ 10 minute sau pana cand rosiile sunt fragede si incep sa se descompuna. Scoateți tigaia de pe foc. Adauga busuiocul, patrunjelul, nucile de pin si coaja de lamaie. Împărțiți umplutura între cojile de dovlecel și formați o movilă mică.

BOLURI CU TAIȚEI DE PORC CU CURRY DE ANANAS, LAPTE DE COCOS ȘI IERBURI

TEME PENTRU ACASA:30 minute de gătit: 15 minute de gătit: 40 de minute Randament: 4 porțiiFRICOS

1 dovleac spaghetti mare

2 linguri ulei de cocos rafinat

1 kilogram carne de porc

2 linguri de arpagic tocat marunt

2 linguri suc proaspăt de lămâie

1 lingura de ghimbir proaspat tocat

6 catei de usturoi, tocati

1 lingură lemongrass tocată

S-a adăugat 1 lingură curry roșu thailandez nesărat

1 cană de ardei roșu tocat

1 cană ceapă tocată

½ cană de morcov în ecuație

1 mini bok choy, feliat (3 căni)

1 cană ciuperci proaspete feliate

1 sau 2 ardei Thai Bird, tocați mărunt (vezia se sprijini)

1 cutie (13,5 uncii) lapte de cocos simplu (cum ar fi Nature's Way)

½ cană bulion de oase de pui (veziaranjament) sau bulion de pui nesarat

¼ cană suc proaspăt de ananas

3 linguri de unt de caju nesarat, fara ulei adaugat

1 cană de ananas proaspăt tăiat cubulețe

Felii de lămâi

Coriandru proaspăt, mentă și/sau busuioc thailandez

Caju prajite tocate

1. Preîncălziți cuptorul la 200°C. Încingeți dovleceii spaghetti în cuptorul cu microunde la putere mare timp de 3 minute. Tăiați cu grijă dovleacul în jumătate pe lungime și răzuiți semințele. Frecați 1 lingură de ulei de cocos pe părțile tăiate ale dovleacului. Pune jumătate de dovleac, cu partea tăiată în jos, pe o tavă de copt. Coaceți timp de 40 până la 50 de minute sau până când dovleacul poate fi străpuns ușor cu un cuțit. Scoateți carnea de coajă cu dinții unei furculițe și păstrați-o la cald până când este gata de servire.

2. Între timp, într-un castron mediu, combinați carnea de porc, ceapa, sucul de lămâie, ghimbirul, usturoiul, iarba de lămâie și pudra de curry; amesteca bine. Încingeți lingura rămasă de ulei de cocos într-o tigaie mare la foc mediu-mare. adăugați amestecul de carne de porc; gatiti pana nu mai sunt roz, amestecand cu o lingura de lemn pentru a rupe pulpa. Adăugați ardeiul gras, ceapa și morcovul; gătiți și amestecați timp de aproximativ 3 minute sau până când legumele sunt crocante și fragede. Adăugați bok choy, ciuperci, ardei iute, lapte de cocos, bulion de oase de pui, suc de ananas și unt de caju. aduceți la fierbere; reduce febra. se adauga ananasul; se fierbe, neacoperit, până se încălzește.

3. Pentru a servi, împărțiți dovlecei spaghetti în patru boluri de servire. Serviți carnea de porc cu curry peste dovleac. Serviți cu felii de lămâie, ierburi și caju.

EMPANADAS PICANTE DE PORC LA GRĂTAR CU SALATĂ DE CASTRAVEȚI

TEME PENTRU ACASĂ: Gratar 30 minute: 10 minute Odihna: 10 minute Randament: 4 portii

SALATĂ CROCANTĂ DE CASTRAVEȚIAROMAT CU MENTĂ PROASPĂTĂ, ESTE UN TOPPING RĂCORITOR ȘI POTOLITOR PENTRU BURGERI PICANT DE PORC.

- ⅓ cană ulei de măsline
- ¼ ceasca de menta proaspata tocata
- 3 linguri de otet de vin alb
- 8 catei de usturoi, tocati
- ¼ lingurita piper negru
- 2 castraveți medii, feliați foarte subțiri
- 1 ceapă mică, feliată subțire (aproximativ ½ cană)
- 1¼ până la 1½ kg carne de porc
- ¼ cană coriandru proaspăt tocat
- 1 până la 2 ardei jalapeno sau serrano proaspeți medii, fără semințe (dacă se dorește) și tocați mărunt (vezia se sprijini)
- 2 ardei gras roșii medii, fără semințe și tăiați în patru
- 2 lingurite ulei de masline

1. Amestecați ⅓ cană de ulei de măsline, menta, oțet, 2 căței de usturoi tocați și piper negru într-un castron mare. Adăugați felii de castraveți și ceapa. Se amestecă până se îmbracă bine. Se acoperă și se dă la frigider până când este gata de servire, amestecând o dată sau de două ori.

2. Combinați carnea de porc, coriandru, chili și 6 căței de usturoi tocați într-un castron mare. Formați patru chifle groase de ¾ inch. Ungeți ușor sferturile de ardei cu 2 lingurițe de ulei de măsline.

3. Pentru un grătar cu cărbune sau pe gaz, puneți prăjiturile și felii de ardei direct la foc mediu-mare. Acoperiți și grătar până când un termometru cu citire instantanee introdus în burta de porc înregistrează 160 ° F și felii de ardei sunt fragede și ușor carbonizate. Așteptați 10-12 minute pentru chifle pentru hamburger și 8-10 minute pentru ardei.

4. Cand feliile de ardei sunt fierte, inveliti-le in folie pentru a le inchide complet. Lăsați să stea aproximativ 10 minute sau până când se răcește suficient pentru a atinge. Folosind un cuțit ascuțit, îndepărtați cu grijă pielea de pe ardei. Ardeii tăiați în sferturi pe lungime.

5. Pentru a servi, aruncați salata de castraveți și împărțiți uniform în patru farfurii mari. Pune carnea de porc pe fiecare farfurie. Stivuiți feliile de ardei uniform pe chiftelele de burger.

PIZZA DE DOVLECEL CU PESTO FĂCUTĂ DIN ROȘII USCATE LA SOARE, ARDEI ȘI CÂRNAȚI ITALIENI

TEME PENTRU ACASA:30 minute de gătit: 15 minute de gătit: 30 de minute Randament: 4 porții

ESTE O PIZZA CU CUȚIT ȘI FURCULIȚĂ.ASIGURAȚI-VĂ CĂ APĂSAȚI UȘOR CÂRNAȚII ȘI ARDEII ÎN CRUSTA ACOPERITĂ CU PESTO, ASTFEL ÎNCÂT TOPPINGURILE SĂ ADERE SUFICIENT PENTRU CA PIZZA SĂ FIE FELIATĂ PERFECT.

2 linguri ulei de masline

1 lingura migdale macinate fin

1 ou mare, bătut ușor

½ cană făină de migdale

1 lingura oregano proaspat, taiat fasii

¼ lingurita piper negru

3 catei de usturoi tocati

3½ căni de dovlecel ras (2 medii)

Cârnați italieni (veziaranjament, mai jos)

1 lingura ulei de masline extravirgin

1 ardei gras (fiecare galben, rosu sau jumatate), fara samburi si taiat fasii foarte subtiri

1 ceapa mica, tocata marunt

Pesto făcut din roșii uscate (veziaranjament, mai jos)

1. Preîncălziți cuptorul la 425°F. Ungeți o tavă de pizza de 12 inchi cu 2 linguri de ulei de măsline. Se presară migdale măcinate; pune deoparte.

2. Pentru bază, combinați oul, făina de migdale, oregano, piper negru și usturoi într-un castron mare. Puneți dovlecelul

ras pe un prosop curat sau pe o bucată de cârpă. împachetează bine

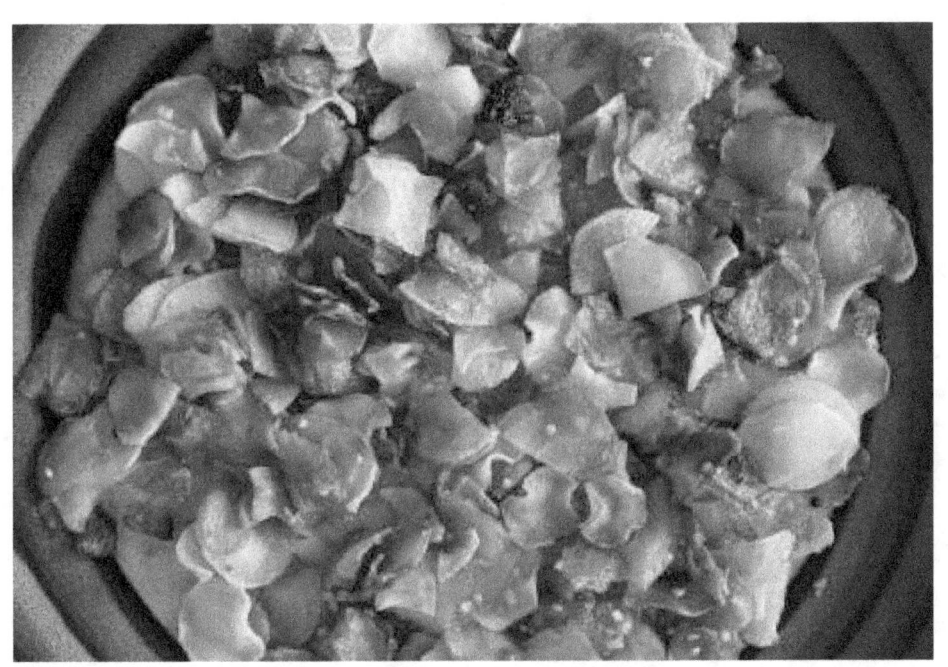

TRUJĂ DE MIEL AFUMATĂ DE LĂMÂIE ȘI CORIANDRU CU SPARANGHEL LA GRĂTAR

DIP:30 minute preparare: 20 minute gătire: 45 minute odihnă: 10 minute randament: 6 până la 8 porții

ACEST FEL DE MÂNCARE ESTE SIMPLU, DAR ELEGANTDOUĂ INGREDIENTE CARE PRIND VIAȚĂ PRIMĂVARA: MIELUL ȘI SPARANGHELUL. SEMINȚELE DE CORIANDRU PRĂJITE SCOT ÎN EVIDENȚĂ AROMA CALDĂ, PĂMÂNTEASCĂ ȘI UȘOR ACIDULATĂ.

1 cană chipsuri de hickory

2 linguri seminte de coriandru

2 linguri coaja de lamaie rasa fin

1½ lingurita piper negru

2 linguri de cimbru proaspăt, tăiat fâșii

1 tulpină de miel dezosată, de 2 până la 3 lire sterline

2 legături de sparanghel proaspăt

1 lingura ulei de masline

¼ lingurita piper negru

1 lămâie tăiată felii

1. Cu cel puțin 30 de minute înainte de a fuma, înmuiați chipsurile de hickory într-un castron cu suficientă apă pentru a le acoperi. pune deoparte. Între timp, într-o tigaie mică, prăjiți semințele de coriandru la foc mediu-mare, aproximativ 2 minute sau până când sunt parfumate și crocante, amestecând frecvent. scoateți semințele din tigaie; lasa sa se raceasca. Odată ce semințele s-au răcit, zdrobiți-le într-un mojar și pistil (sau puneți semințele pe o masă de tăiat și zdrobiți-le cu dosul unei linguri de lemn). Într-un castron mic, combinați semințele de

coriandru zdrobite, coaja de lămâie, 1½ linguriță de ienibahar și cimbru; pune deoparte.

2. Scoateți muschiul din pulpa de miel, dacă este folosit. Deschideți friptura, cu partea grasă în jos, pe o suprafață de lucru. Presărați jumătate din amestecul de condimente peste carne; frecați cu degetele. Înfășurați friptura și legați-o cu patru până la șase bucăți de sfoară de bucătărie 100% bumbac. Presărați amestecul de condimente rămas peste exteriorul fripturii, apăsând ușor pentru a adera.

3. Pe un grătar cu cărbune, așezați cărbunele în jurul unei tăvi de picurare la foc mediu-mare. Testați într-o cratiță la foc mediu. Împrăștiați așchiile de lemn scurse peste cărbuni. Așezați friptura de miel pe grătarul de pe tigaia pentru grill. Acoperiți și fumați la foc mediu (145°F) timp de 40-50 de minute. (Pentru grătarele pe gaz, preîncălziți grătarul. Reduceți căldura la mediu. Setați la indirect. Fumați ca mai sus, dar adăugați așchii de lemn scurse conform instrucțiunilor producătorului.) Acoperiți friptura cu folie fără a o strânge. Lăsați să stea 10 minute înainte de a tăia felii.

4. Între timp, tăiați capetele lemnoase ale sparanghelului. Într-un castron mare, amestecați sparanghelul cu uleiul de măsline și ¼ de linguriță de piper. Aranjați sparanghelul pe marginile exterioare ale grătarului, chiar deasupra jarului și perpendicular pe grătarul de gătit. Acoperiți și grătarul timp de 5 până la 6 minute până devine crocant. Stoarce felii de lămâie peste sparanghel.

5. Scoateți sfoara de miel și tăiați carnea felii subțiri. Serviți carnea cu sparanghel la grătar.

TOCANĂ DE MIEL

TEME PENTRU ACASĂ: 30 minute Timp de gătire: 2 ore 40 minute Randament: 4 porții

ÎNCĂLZEȘTE-TE CU ACEASTĂ TOCANĂ DELICIOASĂÎNTR-O NOAPTE DE TOAMNĂ SAU DE IARNĂ. TOCANITA DE PEȘTE SE SERVEȘTE PE UN PIURE CATIFELAT DE ȚELINĂ ȘI PĂSTÂRNAC AROMAT CU MUȘTAR DE DIJON, CREMĂ DE CAJU ȘI ARPAGIC. NOTĂ: RĂDĂCINA DE ȚELINĂ ESTE UNEORI NUMITĂ ȚELINĂ.

10 boabe de piper negru

6 frunze de salvie

3 ierburi întregi

2 fasii de 2 inchi de coaja de portocala

2 kg umăr de miel dezosat

3 linguri de ulei de măsline

2 cepe medii, tocate grosier

1 conserve (14,5 uncii) de roșii tăiate cubulețe nesărate, nescurcate

1½ cani supa de oase de vita (vezi_aranjament_) sau bulion de vita nesarat

¾ cană vin alb sec

3 catei mari de usturoi, tocati si curatati de coaja

2 kilograme de țelină, curățată și tăiată în cuburi de 1 inch

6 păstârnac medii, decojiți și tăiați în felii de 1 inch (aproximativ 2 lire sterline)

2 linguri ulei de masline

2 linguri crema de caju (vezi_aranjament_)

1 lingură muștar de Dijon (vezi_aranjament_)

¼ cană de arpagic tocat

1. Tăiați un pătrat de 7 inci de pânză pentru buchet. Aranjați boabele de piper, salvie, ierburile și coaja de portocală în centrul prozei de brânză. Ridicați colțurile prozei de brânză și legați-le cu sfoară curată de bucătărie 100% bumbac. Pune deoparte.

2. Tăiați grăsimea de pe umărul de miel; Tăiați mielul în bucăți de 1 inch. Încinge 3 linguri de ulei de măsline într-un cuptor olandez la foc mediu. Se prajeste friptura de miel in loturi, daca este necesar, in ulei incins pana se rumeneste; Scoateți din tigaie și păstrați la cald. Adăugați ceapa în tigaie; Gatiti 5 pana la 8 minute sau pana cand sunt fragezi si se rumenesc usor. Adăugați buchet garni, roșiile nescurcate, 1¼ cană bulion de oase de vită, vin și usturoi. aduceți la fierbere; reduce febra. Acoperiți și fierbeți 2 ore, amestecând din când în când. Scoateți și aruncați sfoara din buchet.

3. Între timp, într-o cratiță mare, adăugați în piure țelina și păstârnacul; acoperiți cu apă. Se aduce la fiert la foc mediu; Reduceți căldura la minim. Acoperiți și fierbeți 30 până la 40 de minute sau până când legumele sunt foarte fragede când sunt străpunse cu o furculiță. Curge; Puneți legumele într-un robot de bucătărie. Adăugați ¼ de cană bulion de oase de vită și 2 linguri de ulei; Pulsați până când piureul este aproape neted, dar are încă ceva textură, oprindu-vă o dată sau de două ori pentru a răzui părțile laterale. Turnați piureul într-un bol. Adăugați crema de nuci caju, muștarul și ceapa primăvară.

4. Pentru a servi, împărțiți terciul în patru boluri; Se ornează cu o oală de miel.

TOCANĂ DE MIEL CU TĂIȚEI DE ȚELINĂ

TEME PENTRU ACASĂ:Gătire în 30 de minute: 1 oră 30 de minute Randament: 6 porții

RĂDĂCINA DE ȚELINĂ ESTE FOARTE DIFERITĂ.MAI MARE ÎN ACEASTĂ TOCANĂ DECÂT ÎN MIELUL FIERBINTE (CF<u>ARANJAMENT</u>). FÂȘII SUBȚIRI DE RĂDĂCINĂ DULCE ȘI DE NUCI SUNT FĂCUTE CU UN FELIĂTOR DE MANDOLINĂ. „TITEII" SE FIERB IN BULION PANA SE INMOAIE.

- 2 lingurițe de condimente de lămâie (vezi<u>aranjament</u>)
- 1½ kilograme de miel, tăiate în cuburi de 1 inch
- 2 linguri ulei de masline
- 2 cani de ceapa tocata
- 1 cana morcovi tocati
- 1 cană de sfeclă tocată
- 1 lingura de usturoi tocat (6 catei)
- 2 linguri pasta de rosii nesarata
- ½ cană de vin roșu uscat
- 4 căni de bulion de oase de vită (vezi<u>aranjament</u>) sau bulion de vita nesarat
- 1 frunză de dafin
- 2 căni de dovleac butternut, tăiate cubulețe de 1 inch
- 1 cană vinete tăiate cubulețe
- 1 kilogram țelină, curățată
- patrunjel proaspat tocat

1. Preîncălziți cuptorul la 250°F. Presărați uniform condimentul de lămâie peste miel. Agitați ușor pentru a acoperi. Încinge o cratiță de 6-8 litri la foc mediu-înalt. Adăugați 1 lingură de ulei de măsline și jumătate din mielul condimentat la cuptorul olandez. Se prăjește carnea pe toate părțile în ulei încins; Transferați carnea

prăjită pe o farfurie și repetați cu restul de miel și ulei de măsline. Reduceți căldura la mediu.

2. Adăugați în tigaie ceapa, morcovii și sfecla. Gatiti si amestecati legumele timp de 4 minute; se adauga usturoiul si pasta de rosii si se mai fierbe 1 minut. Adăugați vinul roșu, bulionul de oase de vită, foile de dafin, carnea rezervată și orice sucuri care s-au acumulat în oală. Se aduce la fierbere. Închideți oala și puneți-o în cuptorul preîncălzit. Coaceți 1 oră. Adăugați dovleacul și vinetele. Reveniți la cuptor și coaceți încă 30 de minute.

3. În timp ce tocanita se coace, folosiți o mandolină pentru a tăia rădăcina de țelină foarte subțire. Tăiați feliile de țelină în fâșii lățime de ½ inch. (Ar trebui să aveți aproximativ 4 căni.) Amestecați fâșiile de țelină în bulion. Se fierbe aproximativ 10 minute sau până când se înmoaie. Scoateți și aruncați frunza de dafin înainte de servire. Se presara fiecare portie cu patrunjel tocat.

COTLETE DE MIEL CU RODIE PICANT ȘI SOS DE CURMALE

TEME PENTRU ACASĂ: Gătire 10 minute: Răcire 18 minute: 10 minute Randament: 4 porții

TERMENUL „FRANCEZ" SE REFERĂ LA O COASTĂ DIN CARE GRĂSIMEA, CARNEA ȘI ȚESUTUL CONJUNCTIV AU FOST ÎNDEPĂRTATE CU UN CUȚIT DE BUCĂTĂRIE ASCUȚIT. ESTE O PREZENTARE ATRACTIVĂ. CERE-ȚI MĂCELARUL SĂ O FACĂ SAU POȚI SĂ O FACI SINGUR.

CHUTNEY
½ cană suc de rodie neîndulcit

1 lingura suc proaspat de lamaie

1 șalotă, decojită și tăiată felii subțiri

1 lingurita coaja de portocala rasa fin

⅓ cană curmale Medjool tocate

¼ lingurita de ardei rosu macinat

¼ cană semințe de rodie*

1 lingura ulei de masline

1 lingura patrunjel italian proaspat tocat

COTLETE DE MIEL
2 linguri ulei de masline

8 cotlete frențuzești de miel

1. Pentru sosul iute, combinați sucul de rodie, sucul de lămâie și eșalota într-o cratiță mică. aduceți la fierbere; reduce febra. Se fierbe neacoperit timp de 2 minute. Adăugați coaja de portocală, curmale și ardei roșu tocat. Se lasa sa stea aproximativ 10 minute pana se raceste. Se adauga

rodiile, 1 lingura de ulei de masline si patrunjelul. Se lasa la temperatura camerei pana este gata de servire.

2. Pentru cotlete, într-o tigaie mare, încălziți 2 linguri de ulei de măsline la foc mediu-mare. Adăugați cotletele în tigaie în loturi și gătiți la foc mediu-înalt (145°F) timp de 6 până la 8 minute, întorcându-le o dată. Acoperiți cotletele cu sos iute.

*Notă: rodiile proaspete și sâmburii sau semințele lor sunt disponibile din octombrie până în februarie. Dacă nu le găsiți, folosiți semințe uscate neîndulcite pentru a face chutney-ul mai crocant.

COTLETE DE MIEL CHIMICHURRI CU TRANSPIRAȚIE DE VARZĂ RADICCHIO

TEME PENTRU ACASĂ: 30 minute Marinare: 20 minute Gatire: 20 minute Randament: 4 portii

ÎN ARGENTINA, CHIMICHURRI ESTE CEL MAI POPULAR CONDIMENT. PRECUM ȘI FRIPTURA DE GRĂTAR ÎN STIL GAUCHO, APRECIATĂ LA NIVEL NAȚIONAL. EXISTĂ MULTE VARIANTE, DAR SOSUL GROS DE IERBURI ESTE DE OBICEI FĂCUT CU PĂTRUNJEL, CORIANDRU SAU OREGANO, EȘALOTĂ ȘI/SAU USTUROI, ARDEI ROȘU ZDROBIT, ULEI DE MĂSLINE ȘI OȚET DE VIN ROȘU. ESTE EXCELENT PE O FRIPTURĂ LA GRĂTAR, DAR LA FEL DE STRĂLUCITOR PE FRIPTURĂ SAU FRIPTURĂ DE MIEL, PUI ȘI COTLETE DE PORC.

8 cotlete de miel, feliate grosime de 1 inch

½ cană sos chimichurri (vezi aranjament)

2 linguri ulei de masline

1 ceapă dulce, tăiată în jumătate și feliată

1 lingurita chimen macinat*

1 catel de usturoi tocat

1 cap de radicchio, fără miez și feliat subțire

1 lingura otet balsamic

1. Puneți cotletele de miel într-un castron foarte mare. Stropiți cu 2 linguri de sos chimichurri. Folosind degetele, frecați sosul pe toată suprafața fiecărui cotlet. Lăsați cotletele la marinat la temperatura camerei timp de 20 de minute.

2. Între timp, pentru salata de radicchio prăjit, încălziți 1 lingură de ulei de măsline într-o tigaie foarte mare. Adăugați ceapa, chimenul și usturoiul; Gatiti 6-7 minute

sau pana ce ceapa este frageda, amestecand des. adăugați radicchio; Gatiti 1-2 minute sau pana cand radicchio se ofileste usor. Se toarnă salata într-un castron mare. Adăugați oțetul balsamic și amestecați bine. Se acoperă și se ține la cald.

3. Curăță vasul. Adăugați lingura rămasă de ulei de măsline în tigaie și încălziți la foc mediu-mare. se adauga cotletele de miel; Reduceți căldura la mediu. Gătiți 9 până la 11 minute sau până când este gata, întorcând din când în când cotletele cu clește.

4. Serviți cotletele cu salată verde și sosul chimichurri rămas.

*Notă: Pentru a zdrobi semințele de chimen, folosiți un mojar și un pistil sau puneți semințele pe o masă de tăiat și zdrobiți-le cu un cuțit de bucătar.

COTLETE ANCHO DE MIEL ȘI SALVIE TARTINATĂ CU MORCOVI ȘI SOS TARTAR DE CARTOFI DULCI

TEME PENTRU ACASĂ:Rece 12 minute: 1 până la 2 ore Grill: 6 minute Randament: 4 porții

EXISTĂ TREI TIPURI DE COTLETE DE MIEL.COTLETELE GROASE ȘI CĂRNOASE DE MUSCHIE ARATĂ CA NIȘTE MICI DE COASTĂ. COTLETELE, AȘA CUM SE NUMESC AICI, SE FAC PRIN TĂIEREA ÎNTRE OASELE UNUI GRĂTAR DE MIEL. SUNT FOARTE DELICATE ȘI AU ÎN LATERAL UN OS LUNG ATRACTIV. ELE SUNT ADESEA SERVITE LA GRĂTAR SAU LA GRĂTAR. COTLETELE ECONOMICE SUNT UȘOR GRASE ȘI MAI PUȚIN FRAGEDE DECÂT CELELALTE DOUĂ STILURI. CEL MAI BINE ESTE SĂ LE RUMENIȚI, APOI SĂ LE SOȚIȚI ÎN VIN, BULION ȘI ROȘII SAU O COMBINAȚIE A ACESTORA.

3 morcovi medii, rasi grosier

2 cartofi dulci mici, ras* sau grosier

½ cană de maioneză paleo (veziaranjament)

2 linguri suc proaspăt de lămâie

2 lingurițe de muștar de Dijon (veziaranjament)

2 linguri patrunjel proaspat tocat

½ lingurita piper negru

8 cotlete de miel, feliate de ½ până la ¾ inch grosime

2 linguri de salvie proaspata rasa sau 2 lingurite de salvie uscata macinata

2 lingurițe de piper ancho măcinat

½ linguriță de usturoi pudră

1. Pentru sosul tartar, combinați morcovii și cartofii dulci într-un castron mediu. Într-un castron mic, combinați maioneza paleo, sucul de lămâie, muștarul de Dijon, pătrunjelul și piperul negru. Se toarnă peste morcovi și

cartofi dulci; arunca la purta. Se acopera si se da la frigider 1-2 ore.

2. Între timp, într-un castron mic, combinați salvia, ardeiul ancho și pudra de usturoi. Frecați amestecul de condimente peste tulpina de miel.

3. Pentru un grătar cu cărbune sau pe gaz, puneți cotletele de miel pe un grătar direct la foc mediu-mare. Acoperiți și grătarul timp de 6 până la 8 minute pentru mediu-rar (145°F) sau 10 până la 12 minute pentru mediu (150°F), întorcându-se o dată la jumătatea gătitului.

4. Serviți cotletele de miel cu sosul tartar.

*Notă: Folosiți o mandolină cu accesoriu julienne pentru a felia cartofii dulci.

BURGER DE MIEL UMPLUT DIN GRADINA CU COULIS DE BOIA

TEME PENTRU ACASĂ: 20 minute Odihna: 15 minute Gratar: 27 minute Randament: 4 portii

COULISUL NU ESTE ALTCEVA DECAT UN SIMPLU SOS CREMOS. DIN PIURE DE FRUCTE SAU LEGUME. UN SOS DE ARDEI STRĂLUCITOR ȘI FRUMOS PENTRU ACEȘTI BURGERI DE MIEL PRIMEȘTE O DOZĂ DUBLĂ DE FUM: BOIA DE ARDEI LA GRĂTAR ȘI AFUMATĂ.

COULIS DE ARDEI

1 ardei gras rosu mare

1 lingura de vin alb sec sau otet de vin alb

1 lingurita ulei de masline

½ linguriță pudră de boia afumată

HAMBURGER

¼ de cană de roșii uscate la soare fără sulf, tăiate fâșii

¼ cană dovlecel ras

1 lingura busuioc proaspat tocat

2 lingurite ulei de masline

½ lingurita piper negru

1½ kilograme de miel

1 albus de ou, batut usor

1 lingură de condimente mediteraneene (vezi aranjament)

1. Pentru coulis de ardei, asezati ardeii rosii direct pe gratar la foc mediu-mare. Acoperiți și grătarul timp de 15 până la 20 de minute sau până când se carbonizează și sunt foarte fragezi, întorcând ardeii la fiecare 5 minute pentru a le permite să se carbonizeze pe fiecare parte. Scoateți de pe grătar și puneți imediat într-o pungă de hârtie sau folie

pentru a sigila complet ardeii. Lăsați să stea 15 minute sau până când se răcește suficient pentru a atinge. Folosiți un cuțit ascuțit pentru a îndepărta cu atenție și a arunca pielea. Ardeii tăiați în sferturi pe lungime și îndepărtați tulpinile, semințele și coaja. Combinați ardeii prăjiți, vinul, uleiul de măsline și pudra de boia afumată într-un robot de bucătărie.

2. Între timp, pentru garnitură, pune roșiile uscate la soare într-un castron mic și acoperă cu apă clocotită. Se lasa sa actioneze 5 minute; Se usucă roșiile ras și dovlecelul cu un prosop de hârtie. Combinați roșiile, dovlecelul, busuiocul, uleiul de măsline și ¼ linguriță de piper negru într-un castron mic; pune deoparte.

3. Combinați carnea de miel, albușul de ou, ¼ de linguriță de piper negru și condimentele mediteraneene într-un castron mare; amesteca bine. Împărțiți amestecul de carne în opt părți egale și modelați fiecare în bucăți groase de ¼ inch. Cu lingură umplutură în patru dintre plăcinte; Acoperiți cu chiftelele rămase, ciupind marginile pentru a sigila umplutura.

4. Puneți prăjiturile direct pe grătar la foc mediu-mare. Acoperiți și grătarul 12 până la 14 minute sau până când este gata (160°F), întorcându-se o dată la jumătatea gătitului.

5. Pentru a servi, ornați burgerii cu coulis de ardei.

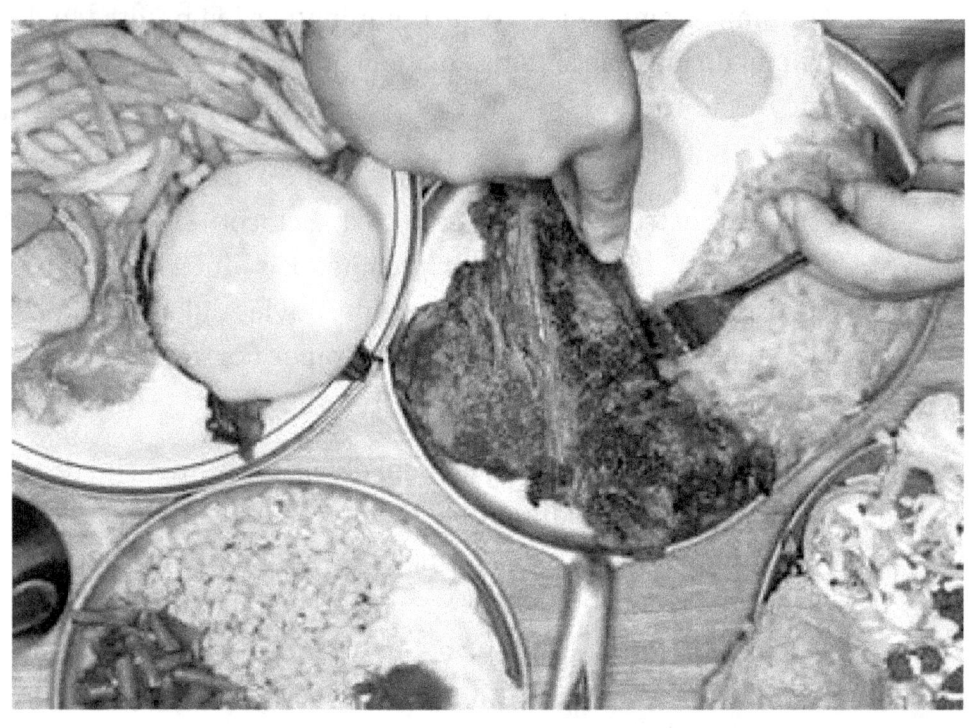

FRIGARUI DE MIEL CU OREGANO DUBLU SI SOS TZATZIKI

DIP:30 de minute Pregătire: 20 de minute Răcire: 30 de minute Grătar: 8 minute
Produce: 4 porții

ÎNTR-ADEVĂR, ACESTE CIOBURI DE MIEL SUNTCEEA CE ESTE CUNOSCUT ÎN MEDITERANA ȘI ORIENTUL MIJLOCIU SUB DENUMIREA DE KOFTA: CARNEA TOCATĂ CONDIMENTATĂ (DE OBICEI MIEL SAU VITĂ) SE FORMEAZĂ ÎN BILE SAU ÎN JURUL FRIGĂRUI, APOI SE FACE PE GRĂTAR. OREGANO PROASPĂT ȘI USCAT LE CONFERĂ O AROMĂ GRECEASCĂ GROZAVĂ.

Frigarui din lemn de 8 x 10 inch

PULPA DE MIEL

1½ kilograme de miel slab

1 ceapa mica, rasa si uscata

1 lingura oregano proaspat, taiat fasii

2 lingurite de oregano uscat, zdrobit

1 lingurita piper negru

SOS TZATZIKI

1 cană de maioneză paleo (veziaranjament)

½ castravete mare, fără semințe, ras și uscat

2 linguri suc proaspăt de lămâie

1 catel de usturoi tocat

1. Înmuiați frigăruile în apă suficientă pentru a le acoperi timp de 30 de minute.

2. Pentru miel, combinați carnea de vită, ceapa, oregano proaspăt și uscat și ardeiul într-un castron mare; amesteca bine. Împărțiți amestecul de miel în opt părți egale. Modelați fiecare secțiune în jurul jumătate a

frigărui, făcând un buștean de 5 x 1 inch. Acoperiți și lăsați la frigider pentru cel puțin 30 de minute.

3. Între timp, pentru sosul tzatziki, combinați maioneza paleo, castraveții, sucul de lămâie și usturoiul într-un castron mic. Acoperiți și lăsați la frigider până când sunt gata de servire.

4. Pentru un grătar cu cărbune sau pe gaz, așezați tulpina de miel direct pe grătar la foc mediu-mare. Acoperiți și grătarul la foc mediu (160°F), aproximativ 8 minute, întorcându-le o dată la jumătatea gătitului.

5. Serviți pulpa de miel cu sosul tzatziki.

PUI LA GRATAR CU SOFRAN SI LAMAIE

TEME PENTRU ACASĂ:15 minute Răcire: 8 ore Friptură: 1 oră 15 minute Odihnă: 10 minute Randament: 4 porții

ȘOFRANUL SUNT STAMINE USCATEUN FEL DE FLOARE DE CROCUS. ESTE SCUMP, DAR PUȚIN MERGE DEPARTE. OFERĂ ACESTUI PUI CU PIELE CROCANTĂ CARACTERUL SĂU DISTINCTIV DE PĂMÂNT ȘI CULOAREA GALBENĂ FRUMOASĂ.

- 1 pui întreg, de 4 până la 5 kilograme
- 3 linguri de ulei de măsline
- 6 catei de usturoi, macinati si curatati de coaja
- 1½ linguriță coaja de lămâie rasă fin
- 1 lingura de cimbru proaspat
- 1½ linguriță piper negru măcinat
- ½ linguriță fire de șofran
- 2 foi de dafin
- 1 lămâie tăiată felii

1. Scoateți gâtul și măruntaiele din pui; aruncați-l sau salvați-l pentru o altă utilizare. Clătiți cavitatea corpului puiului; se usucă cu un prosop de hârtie. Tăiați excesul de piele sau grăsime de la pui.

2. Combinați uleiul de măsline, usturoiul, coaja de lămâie, cimbrul, piperul și șofranul într-un robot de bucătărie. Se transformă într-o pastă fină.

3. Folosiți degetele pentru a freca pasta peste exteriorul puiului și în interiorul cavității. Pune puiul într-un castron mare; se acopera si se da la frigider pentru cel putin 8 ore sau peste noapte.

4. Preîncălziți cuptorul la 425°F. Așezați felii de lămâie și foile de dafin în cavitatea puiului. Legați picioarele împreună cu sfoară de bucătărie 100% bumbac. Pune aripioarele sub pui. Introduceți un termometru pentru carne în mușchii coapsei fără a atinge osul. Pune puiul pe un grătar într-o tavă mare de copt.

5. Grill timp de 15 minute. Reduceți temperatura cuptorului la 375 ° F. Prăjiți aproximativ 1 oră mai mult sau până când sucurile sunt limpezi și termometrul arată 175 ° F. Înfășurați puiul în folie. Lăsați să stea 10 minute înainte de a tăia felii.

SPATCHCOCKED PUI CU SALATA JICAMA

TEME PENTRU ACASĂ: 40 minute Gratare: 1 ora 5 minute Odihna: 10 minute Randament: 4 portii

„SPATCHCOCK" ESTE UN TERMEN CULINAR VECHI CARE A FOST RECENT REUTILIZATĂ PENTRU A DESCRIE PROCESUL DE A PUNE PE SPATE O PASĂRE MICĂ, CUM AR FI UN PUI SAU O GĂINĂ CORNISH, APOI DESCHIDEREA EI CA PE O CARTE ȘI APLATIZAREA ACESTEIA, ASTFEL ÎNCÂT SĂ SE GĂTEASCĂ MAI REPEDE ȘI MAI UNIFORM. ESTE ASEMĂNĂTOR CU ZBORUL FLUTURELUI, DAR ARE LEGĂTURĂ DOAR CU PĂSĂRILE DE CURTE.

PUI

1 ardei poblano

1 lingură eșalotă tocată mărunt

3 catei de usturoi tocati

1 lingurita coaja de lamaie rasa fin

1 lingurita coaja de lime rasa fin

1 linguriță de condimente pentru tămâie (vezi aranjament)

½ linguriță de oregano uscat, zdrobit

½ linguriță de chimen măcinat

1 lingura ulei de masline

1 pui întreg, de 3 până la 3½ kilograme

SALATĂ DE VARZĂ

½ jicama medie, decojită și rasă (aproximativ 3 căni)

½ cană ceapă roșie tocată (4)

1 măr Granny Smith, decojit, fără miez și tocat

⅓ cană coriandru proaspăt tocat

3 linguri de suc proaspăt de portocale

3 linguri de ulei de măsline

1 lingurita de condiment lemongrass (vezi aranjament)

1. Pentru un grătar cu cărbune, așezați cărbuni destul de încinși pe o parte a grătarului. Puneți o tavă de picurare sub partea goală a grătarului. Așezați poblano pe grătarul de gătit, direct deasupra cărbunilor la foc mediu. Acoperiți și grătarul timp de 15 minute sau până când poblano este carbonizat pe toate părțile, întorcându-se ocazional. Înfășurați imediat poblano în folie; Lasă să stea 10 minute. Deschideți folia și tăiați poblano în jumătate pe lungime; Îndepărtați tulpinile și semințele (vezi a se sprijini). Folosiți un cuțit ascuțit pentru a îndepărta cu atenție și a arunca pielea. Tăiați mărunt poblano. (Pentru grătarele pe gaz, preîncălziți grătarul; reduceți căldura la mediu. Setați la gătit indirect. Grătiți peste un arzător aprins, ca mai sus.)

2. Pentru dressing, combinați poblano, eșalota, usturoiul, coaja de lămâie, coaja de lămâie, condimentele afumate, oregano și chimenul într-un castron mic. Adaugă ulei; amestecați bine pentru a face o pastă.

3. Pentru a împărți puiul, scoateți gâtul și măruntaiele (rezervați pentru altă utilizare). Puneți pieptul de pui cu partea în jos pe masa de tăiat. Folosind foarfece de bucătărie, faceți o incizie pe lungime pe o parte a spatelui, începând de la capătul gâtului. Repetați incizia longitudinală pe partea opusă a coloanei vertebrale. Scoateți și aruncați coloana vertebrală. Așezați pielea de pui în sus. Apăsați între sâni pentru a rupe sternul, astfel încât puiul să rămână plat.

4. Începând de la gât, pe o parte a sânului, treceți degetele între piele și carne, slăbind pielea pe măsură ce vă avansați până la coapsă. Relaxați pielea din jurul coapsei. Repetați pe cealaltă parte. Folosește-ți degetele pentru a întinde frecarea pe carnea de sub pielea puiului.

5. Așezați pieptul de pui cu partea în jos pe un grătar peste o tavă de picurare. Se cântărește cu două pietre învelite în folie sau cu o tigaie mare din fontă. Acoperiți și prăjiți timp de 30 de minute. Puneți puiul, cu oasele în jos, pe un grătar și cântăriți din nou cu cărămizi sau o tigaie. Acoperiți și grătar pentru aproximativ 30 de minute mai mult sau până când puiul nu mai este roz (175 ° F). scoateți puiul de pe grătar; Lasă să stea 10 minute. (Pentru grătare cu gaz, așezați puiul pe grătar departe de căldură. Grătar ca mai sus.)

6. Între timp, pentru salată, combinați jicama, ceapa primăvară, mărul și coriandru într-un castron mare. Combinați sucul de portocale, uleiul și coaja de lămâie într-un castron mic. Se toarnă amestecul de jicama deasupra și se amestecă pentru a se acoperi bine. Serviți puiul cu salata.

TOBE DE PUI LA GRATAR CU VODCA, MORCOVI SI SOS DE ROSII

TEME PENTRU ACASĂ: Se fierbe 15 minute: Se prăjeşte 15 minute: 30 minute
Randament: 4 porţii

VODCA POATE FI FĂCUTĂ DINTR-O VARIETATE DE INGREDIENTEDIVERSE ALIMENTE, CUM AR FI CARTOFI, PORUMB, SECARĂ, GRÂU ŞI ORZ, CHIAR ŞI STRUGURI. DEŞI ACEST SOS NU VA AVEA MULTĂ VODCĂ DACĂ ÎL ÎMPĂRŢIŢI ÎN PATRU PORŢII, CĂUTAŢI VODCĂ FĂCUTĂ CU CARTOFI SAU STRUGURI PENTRU A O FACE PALEO-FRIENDLY.

3 linguri de ulei de măsline

4 sferturi posterioare de pui dezosate sau bucăţi de carne de pui fără piele

1 conserve (28 uncii) de roşii prune nesărate, scurse

½ cana ceapa tocata marunt

½ cană morcov tocat mărunt

3 catei de usturoi tocati

1 lingurita de condimente mediteraneene (veziaranjament)

⅛ linguriţă de piper cayenne

1 crenguţă de rozmarin proaspăt

2 linguri de vodca

1 lingura busuioc proaspat tocat (optional)

1. Preîncălziţi cuptorul la 375°F. Încinge 2 linguri de ulei într-o tigaie foarte mare la foc mediu-mare. Adăugaţi pui; Coaceţi aproximativ 12 minute sau până când se rumenesc şi se rumenesc uniform. Puneti tava in cuptorul preincalzit. Gratarul descoperit timp de 20 de minute.

2. Între timp, pentru sos, tăiaţi roşiile cu foarfecele de bucătărie. Într-o cratiţă medie, încălziţi lingura de ulei rămasă la foc mediu-mare. Adăugaţi ceapa, morcovul şi

usturoiul; gătiți 3 minute sau până când se înmoaie, amestecând des. Adăugați roșiile tăiate cubulețe, condimentele mediteraneene, ardeiul cayenne și o crenguță de rozmarin. Se aduce la fiert la foc mediu; reduce febra. Se fierbe neacoperit timp de 10 minute, amestecând din când în când. adăugați vodcă; gătiți 1 minut mai mult; Scoateți și aruncați crenguța de rozmarin.

3. Serviți sosul peste puiul din tigaie. Întoarceți vasul la cuptor. Acoperiți și grătar pentru aproximativ 10 minute mai mult sau până când puiul este fraged și nu mai este roz (175 ° F). Presarati busuioc daca doriti.

FRIPTURĂ DE PUI ȘI CARTOFI PRĂJIȚI RUTABAGA

TEME PENTRU ACASĂ: Se gătește în 40 de minute: 40 de minute Randament: 4 porții

CARTOFII PRAJITI CROCANTI CU NAPI SUNT DELICIOSISERVITE CU PUIUL LA FRIPTURĂ ȘI SUCURI DE GĂTIT ÎNSOȚITOARE, DAR SUNT LA FEL DE DELICIOASE PREPARATE SINGURE ȘI SERVITE CU PALEO KETCHUP (VEZI<u>ARANJAMENT</u>) SAU STIL BELGIAN CU PALEO AIOLI (MAIONEZĂ CU USTUROI, VEZI<u>ARANJAMENT</u>).

6 linguri de ulei de măsline

1 lingură de condimente mediteraneene (vezi<u>aranjament</u>)

4 pulpe de pui dezosate și fără piele (aproximativ 1¼ de kilograme în total)

4 pulpe de pui fără piele (aproximativ 1 kg în total)

1 cană de vin alb sec

1 cană bulion de oase de pui (vezi<u>aranjament</u>) sau bulion de pui nesarat

1 ceapă mică, tăiată în sferturi

ulei de masline

1½ până la 2 kilograme de bagaje

2 linguri de arpagic proaspat, taiat fasii

Piper negru

1. Preîncălziți cuptorul la 400°F. Într-un castron mic, combina 1 lingură de ulei de măsline și condimentele mediteraneene; Frecați bucățile de pui cu el. Încinge 2 linguri de ulei într-o tigaie foarte mare, rezistentă la cuptor. Adăugați bucățile de pui, cu carnea în jos. Gatiti, neacoperit, timp de aproximativ 5 minute sau pana se rumenesc. Scoateți tigaia de pe foc. Întoarceți bucățile de pui, cu partea rumenită în sus. Adăugați vinul, bulionul de oase de pui și ceapa.

2. Pune tava la cuptor pe raftul din mijloc. Coaceți descoperit timp de 10 minute.

3. Între timp, pentru cartofi, ungeți ușor o tavă mare de copt cu ulei de măsline; pune deoparte. Scoateți bagajele din autobuz. Cu un cuțit ascuțit, tăiați napii în felii groase de ½ cm. Tăiați pe lungime fâșii de ½ cm lățime. Într-un castron mare, amestecați fâșiile de rutabaga cu restul de 3 linguri de ulei. Întindeți fâșii de rutabaga într-un singur strat pe tava de copt pregătită; Pune la cuptor pe grătarul de sus. coace 15 minute; Coaceți puiul încă 10 minute sau până când nu mai este roz (175°F). Scoateți puiul din cuptor. Coaceți cartofii prăjiți timp de 5 până la 10 minute sau până când devin maronii și fragezi.

4. Scoateți puiul și ceapa din tigaie, rezervând sucurile. Acoperiți puiul și ceapa pentru a se menține cald. Se aduce la fiert la foc mediu; reduce febra. Fierbeti la foc mic descoperit inca 5 minute sau pana cand sucurile s-au redus usor.

5. Chiar înainte de servire, aruncați cartofii prăjiți cu arpagicul și condimentați cu piper. Serviți puiul cu sos și cartofi prăjiți.

COQ AU VIN CU TREI CIUPERCI ȘI PIURE DE NAPI

TEME PENTRU ACASĂ:15 minute Gătire: 1 oră 15 minute Randament: 4 până la 6 porții

CÂND ESTE NISIP ÎN BOLDUPĂ CE AȚI ÎNMUIAT CIUPERCILE USCATE, ȘI PROBABIL VA FI, STRECURAȚI LICHIDUL PRINTR-UN STRAT DUBLU DE PÂNZĂ PLASATĂ ÎNTR-O STRECURĂTOARE CU OCHIURI FINE.

1 uncie ciuperci uscate sau morlii

1 cană apă clocotită

2 până la 2½ kilograme de pulpe și pulpe de pui, fără piele

Piper negru

2 linguri ulei de masline

2 praz de mărime medie, tăiați în jumătate pe lungime, clătiți și tăiați subțiri

2 ciuperci portobello, feliate

8 uncii ciuperci stridii proaspete, decojite și feliate, sau ciuperci buton proaspete, feliate

¼ cană pastă de roșii nesărată

1 lingurita maghiran uscat, zdrobit

½ linguriță de cimbru uscat, zdrobit

½ cană de vin roșu uscat

6 căni bulion de oase de pui (vezi aranjament) sau bulion de pui nesarat

2 foi de dafin

2 până la 2½ kilograme de napi, decojiți și tăiați

2 linguri de arpagic proaspat, taiat fasii

½ lingurita piper negru

cimbru proaspăt tocat (opțional)

1. Într-un castron mic, combinați ciupercile și apa clocotită; Lasă să stea 15 minute. Scoateți ciupercile, aruncând lichidul de înmuiat. Tocați ciupercile. Rezervați ciupercile și lichidul de înmuiat.

2. Presărați puiul cu piper. Într-o tigaie foarte mare, cu un capac strâns, încălziți 1 lingură de ulei de măsline la foc mediu-mare. Gătiți bucățile de pui în două reprize în uleiul încins, întorcându-le o dată, până se rumenesc ușor, aproximativ 15 minute. Scoateți puiul din tigaie. Adăugați prazul, ciupercile portobello și ciupercile stridii. Gatiti 4-5 minute sau pana cand ciupercile incep sa se rumeneasca, amestecand din cand in cand. Se adauga pasta de rosii, maghiran si cimbru; Gatiti si amestecati 1 minut. Adăugați vin; Gatiti si amestecati 1 minut. Adăugați 3 căni de bulion de oase de pui, foi de dafin, ½ cană de lichid de înmuiere pentru ciuperci și ciuperci rehidratate. Întoarceți puiul în tigaie. aduceți la fierbere; reduce febra. Acoperiți și gătiți la foc mic

3. Între timp, într-o cratiță mare, combinați napii și restul de 3 căni de bulion. Dacă este necesar, adăugați apă pentru a acoperi rutabagas. aduceți la fierbere; reduce febra. Se fierbe neacoperit timp de 25 până la 30 de minute sau până când rutabaga este fragedă, amestecând din când în când. Scurgeți napii, rezervând lichidul. Întoarceți napii în oală. Adăugați restul de lingură de ulei de măsline, ceapa primăvară și ½ linguriță de piper. Folosiți un zdrobitor de cartofi pentru a piure amestecul de sfeclă, adăugând lichid de gătit după cum este necesar pentru a obține consistența dorită.

4. Scoateți foile de dafin din amestecul de pui; Aruncați puiul și serviți sosul peste rutabaga piure. Stropiți cu cimbru proaspăt dacă doriți.

TOBE GLAZURATE CU RACHIU DE PIERSICI

TEME PENTRU ACASA:Gratar timp de 30 de minute: 40 de minute face: 4 portii

ACESTE PICIOARE DE PUI SUNT PERFECTECU O SALATA CROCANTA ȘI CARTOFI PRAJIȚI CONDIMENTAȚI LA CUPTOR, CONFORM REȚETEI PICANTE DE UMAR DE PORC TUNISIAN (VEZI<u>ARANJAMENT</u>). PREZENTAT AICI CU O SALATA DE VARZA CROCANTA CU RIDICHI, MANGO ȘI MENTA (VEZI<u>ARANJAMENT</u>).

GLAZURA CU RACHIU DE PIERSICI

1 lingura ulei de masline

½ cană ceapă tocată

2 piersici proaspete medii, tăiate la jumătate, fără sâmburi și tocate

2 linguri coniac

1 cană sos BBQ (vezi<u>aranjament</u>)

8 pulpe de pui (2 până la 2½ kilograme în total), îndepărtate pielea dacă se dorește

1. Pentru glazură, încălziți ulei de măsline într-o cratiță medie la foc mediu-mare. se adauga ceapa; Gatiti aproximativ 5 minute sau pana se inmoaie, amestecand din cand in cand. Adăugați piersici. Acoperiți și gătiți 4 până la 6 minute sau până când piersicile sunt fragede, amestecând din când în când. Adăugați coniac; gătiți, neacoperit, 2 minute, amestecând din când în când. Se lasa sa se raceasca putin. Transferați amestecul de piersici într-un blender sau robot de bucătărie. Acoperiți și amestecați sau procesați până la omogenizare. Adăugați sos de grătar. Acoperiți și amestecați sau procesați până la omogenizare. Turnați sosul înapoi în cratiță. Gatiti la foc mediu pana se

incalzeste. Transferați ¾ de cană de sos într-un castron mic pentru a picura peste pui.

2. Pe un grătar cu cărbune, așezați cărbunele în jurul unei tigaie pentru grătar la foc mediu-mare. Testați la foc mediu pe tava de picurare. Puneți pulpele de pui pe un grătar de gătit peste o tigaie. Acoperiți și grătarul timp de 40 până la 50 de minute sau până când puiul nu mai este roz (175°F), întorcându-l o dată la jumătatea gătitului și ungeți cu ¾ de cană glazură de coniac și piersici în ultimele 5 minute. Se prăjește timp de 10 minute. (Pentru grătar cu gaz, preîncălziți grătarul. Reduceți căldura la mediu. Setați căldura pentru gătit indirect. Transferați pulpele de pui de la aragaz la grătar. Acoperiți și grătarul conform instrucțiunilor).

PUI MARINAT IN CHILI CU SALATA DE MANGO PEPENE GALBEN

TEME PENTRU ACASA: 40 de minute Răcire / Marinare: 2 până la 4 ore Prăjire: 50 minute Randament: 6 până la 8 porții

ANCHO CHILI ESTE UN POBLANO USCAT— CHILI VERDE DESCHIS ȘI INCHIS, CU UN GUST EXTREM DE PROASPAT. ARDEIUL ANCHO ARE O AROMA UȘOR FRUCTATA, CU NOTE DE PRUNE SAU STAFIDE ȘI DOAR O NOTA DE AMARACIUNE. ARDEII DIN NEW MEXICO POT FI MODERAT IUTE. ACEȘTIA SUNT ARDEI IUTE ROȘU INTENS GASIT IN PARȚI DIN SUD-VEST, CARE SUNT GRUPAȚI ȘI ATARNAȚI IN RISTRE, ARANJAMENTE COLORATE DE ARDEI IUTE USCAT.

PUI

2 ardei iute New Mexico uscat

2 ardei ancho uscati

1 cană apă clocotită

3 linguri de ulei de măsline

1 ceapa dulce mare, curatata de coaja si taiata in felii groase

4 roșii rome, fără semințe

1 lingura de usturoi tocat (6 catei)

2 lingurite chimen macinat

1 lingurita oregano uscat, zdrobit

16 pulpe de pui

SALATA

2 căni de pepene galben tăiat cubulețe

2 cani de miere taiata cubulete

2 căni de mango feliat

¼ cană suc proaspăt de lămâie

1 lingurita praf de chilli

½ linguriță de chimen măcinat

¼ cană coriandru proaspăt, tocat

1. Pentru pui, scoateți tulpinile și semințele din ardeii uscati din New Mexico și ancho. Încinge o tigaie mare la foc mediu-înalt. Soteşte ardeiul ardei într-o tigaie timp de 1-2 minute sau până când este parfumat și ușor carbonizat. Pune ardei iute prajit într-un castron mic; turnați apă clocotită în vas. Se lasa sa stea cel putin 10 minute sau pana este gata de servire.

2. Preîncălziți grătarul. Tapetați o tavă de copt cu folie; Întinde 1 lingură de ulei de măsline pe folie de aluminiu. Aranjați feliile de ceapă și roșiile în tigaie. Prăjiți la aproximativ 4 inci de pe foc timp de 6-8 minute sau până când se înmoaie și se carbonizează. Scurgeți ardeii, rezervând apa.

3. Pentru marinadă, combinați ardeiul ardei, ceapa, roșiile, usturoiul, chimenul și oregano într-un blender sau robot de bucătărie. Acoperiți și pasați sau amestecați până la omogenizare, adăugând apă rezervată, după cum este necesar, pentru a obține consistența dorită.

4. Puneți puiul într-o pungă mare de plastic resigilabilă într-un castron puțin adânc. Se toarnă marinada peste puiul în pungă, răsturnând punga pentru a se acoperi bine. Lăsați la marinat la frigider pentru 2 până la 4 ore, întorcând punga din când în când.

5. Pentru salata, intr-un castron foarte mare, combina pepenele galben, pepenele galben, mango, zeama de lamaie verde, 2 linguri ulei de masline, praf de chili, chimen si coriandru ramas. Aruncă la acoperire. Acoperiți și lăsați la frigider 1 până la 4 ore.

6. Pe un grătar cu cărbune, așezați cărbunele în jurul unei tigaie pentru grătar la foc mediu-înalt. Testați într-o cratiță la foc mediu. Scurgeți puiul, rezervând marinada. Pune puiul pe gratar peste o tigaie pentru grill. Ungeți generos puiul cu o parte din marinadă (aruncați orice exces de marinată). Acoperiți și grătarul timp de 50 de minute sau până când puiul nu mai este roz (175°F). Întoarceți o dată la jumătatea gătitului. (Pentru grătarele pe gaz, preîncălziți grătarul. Reduceți căldura la mediu. Setați la gătit indirect. Procedați conform instrucțiunilor, punând puiul la foc mic.) Serviți pulpele de pui cu salată.

PULPE DE PUI TANDOORI CU RAITA DE CASTRAVETE

TEME PENTRU ACASA: 20 minute Marinat: 2 până la 24 de ore Grătar: 25 minute
Randament: 4 porții

RAITA SE FACE CU NUCI CAJU. SMANTANA, SUC DE LAMAIE, MENTA, CORIANDRU ȘI CASTRAVEȚI. OFERA UN CONTRAPUNCT RACORITOR PUIULUI SARAT ȘI PICANT.

PUI

- 1 ceapă, tăiată fâșii subțiri
- 1 bucată de 2 inchi de ghimbir proaspăt, curățată și tăiată în sferturi
- 4 catei de usturoi
- 3 linguri de ulei de măsline
- 2 linguri suc proaspăt de lămâie
- 1 lingurita chimen macinat
- 1 lingurita turmeric macinat
- ½ lingurita piper macinat
- ½ lingurita de scortisoara macinata
- ½ lingurita piper negru
- ¼ lingurita de piper cayenne
- 8 pulpe de pui

CASTRAVETE RAITA

- 1 cană cremă de caju (vezi aranjament)
- 1 lingura suc proaspat de lamaie
- 1 lingura menta proaspata tocata
- 1 lingura coriandru proaspat, taiat fasii
- ½ linguriță de chimen măcinat
- ⅛ lingurita piper negru
- 1 castravete mediu, decojit, fără sămânță și tăiat cubulețe (1 cană)
- Felii de lămâi

1. Amestecați ceapa, ghimbirul, usturoiul, uleiul de măsline, sucul de lămâie, chimenul, turmericul, ienibaharul, scorțișoara, piperul negru și ardeiul cayenne într-un blender sau robotul de bucătărie. Acoperiți și amestecați sau procesați până la omogenizare.

2. Perforați fiecare picior de patru sau cinci ori cu vârful unui cuțit de bucătărie. Puneți bețișoarele într-o pungă mare de plastic resigilabilă, plasată într-un castron mare. adăugați amestecul de ceapă; Lăsați la marinat la frigider timp de 2 până la 24 de ore, întorcând punga din când în când.

3. Preîncălziți grătarul. Scoateți puiul din marinadă. Folosiți prosoape de hârtie pentru a șterge excesul de marinată de pe bețișoare. Puneți batoanele pe un grătar într-o tigaie neîncălzită sau pe o foaie de copt tapetată cu folie. Prăjiți la 6 până la 8 inci de sursa de căldură timp de 15 minute. rulouri de tambur invers; Se prăjește aproximativ 10 minute sau până când puiul nu mai este roz (175°F).

4. Pentru raita, combinati crema de caju, sucul de lamaie verde, menta, coriandru, chimen si piper negru intr-un castron mediu. Adăugați ușor castravetele.

5. Serviți puiul cu raita și felii de lămâie.

TOCANA DE PUI CURRY CU RADACINA, SPARANGHEL ȘI AROMA DE MERE VERDE

TEME PENTRU ACASA: 30 de minute de gătit: 35 de minute de odihnă: 5 minute
Randament: 4 porții

- 2 linguri ulei de cocos rafinat sau ulei de masline
- 2 kg piept de pui cu os, fără piele dacă se dorește
- 1 cană ceapă tocată
- 2 linguri de ghimbir proaspăt ras
- 2 linguri de usturoi tocat
- 2 linguri praf de curry nesarat
- 2 linguri jalapeños tocate și fără semințe (vezi a se sprijini)
- 4 căni de bulion de oase de pui (vezi aranjament) sau bulion de pui nesarat
- 2 cartofi dulci medii (aproximativ 1 kg), decojiti si tocati
- 2 sfeclă medie (aproximativ 6 uncii), curățată și tocată
- 1 cană de roșii, fără semințe și tăiate cubulețe
- 8 uncii de sparanghel, tăiat și tăiat în bucăți de 1 inch
- 1 cutie (13,5 uncii) lapte de cocos simplu (cum ar fi Nature's Way)
- ½ cană de coriandru proaspăt, tăiat fâșii
- vinegretă de mere și mentă (vezi aranjament, mai jos)
- Felii de lămâi

1. Încinge uleiul într-un cuptor olandez de 6 litri la foc mediu. În loturi, prăjiți puiul în uleiul încins până se rumenește uniform, aproximativ 10 minute. Transferați puiul pe farfurie; pune deoparte.

2. Setați căldura la mediu. Adăugați ceapa, ghimbirul, usturoiul, praful de curry și jalapeño în oală. Gatiti si amestecati 5 minute sau pana ce ceapa se inmoaie. Adăugați bulion de oase de pui, cartofi dulci, napi și roșii. Întoarceți bucățile de pui în tigaie și încercați să

scufundați puiul în cât mai mult lichid posibil. Reduceți căldura la mediu-scăzut. Acoperiți și fierbeți 30 de minute sau până când puiul nu mai este roz și legumele sunt fragede. Adăugați sparanghelul, laptele de cocos și coriandru. Scoateți de pe foc. Se lasa sa actioneze 5 minute. Dacă este necesar, tăiați puiul de pe os pentru a-l distribui uniform printre boluri. Serviți cu sos de mere-mentă și felii de lime.

Vinaigretă cu mere și mentă: într-un robot de bucătărie, măcinați ½ cană de fulgi de nucă de cocos neîndulciți până se sfărâmiciază. Adăugați 1 cană frunze de coriandru proaspăt și fierbeți la abur; 1 cană frunze de mentă proaspătă; 1 măr Granny Smith, fără miez și tocat; 2 lingurițe jalapeños tocate și fără semințe (vezi <u>a se sprijini</u>); și 1 lingură de suc proaspăt de lămâie. Se bate pana se toaca marunt.

SALATA DE PUI LA GRATAR CU ZMEURA, SFECLA SI MIGDALE PRAJITE

TEME PENTRU ACASA:30 de minute Friptură: 45 minute Marinat: 15 minute Grătar: 8 minute Randament: 4 porții

½ cană migdale întregi

1½ linguriță ulei de măsline

1 sfeclă medie

1 sfeclă aurie medie

2 jumătăți de piept de pui dezosate, fără piele, de 6 până la 8 uncii

2 cesti de zmeura proaspata sau congelata, dezghetata

3 linguri otet de vin rosu sau alb

2 linguri tarhon proaspat, taiat fasii

1 lingură eșalotă tocată

1 lingurita mustar de Dijon<u>aranjament)</u>

¼ cană ulei de măsline

Piper negru

8 cesti de legume amestecate

1. Pentru migdale, preîncălziți cuptorul la 200°C. Întindeți migdalele pe o foaie mică de copt și amestecați cu ½ linguriță de ulei de măsline. Coaceți aproximativ 5 minute sau până când este parfumat și auriu. Lasa sa se raceasca. (Migdalele pot fi prăjite cu 2 zile înainte și păstrate într-un recipient ermetic.)

2. Pentru sfeclă, puneți fiecare sfeclă pe o bucată mică de folie și stropiți peste fiecare ½ linguriță de ulei de măsline. Înfășurați folie de aluminiu în jurul sfeclei și puneți-o pe o tavă de copt sau o cratiță. Prăjiți sfecla la cuptor la 400°F timp de 40-50 de minute sau până când se înmoaie dacă este străpunsă cu un cuțit. Scoateți din cuptor și lăsați să stea până se răcește suficient pentru a atinge. Îndepărtați

pielea cu un cuțit de bucătărie. Taiati sfecla cubulete si puneti deoparte. (Evitați să amestecați sfecla pentru a preveni pătarea sfeclei aurii. Sfecla poate fi prăjită cu 1 zi înainte și refrigerată. Aduceți la temperatura camerei înainte de servire.)

3. Tăiați fiecare piept de pui în jumătate orizontal pentru pui. Așezați fiecare bucată de pui între două bucăți de folie de plastic. Folosind un ciocan de carne, bateți ușor până la aproximativ un inch grosime. Pune puiul într-un castron puțin adânc și pune-l deoparte.

4. Pentru dressing, într-un castron mare, pasează ușor ¾ de cană de zmeură cu un tel (se păstrează zmeura rămasă pentru salată). Adăugați oțet, tarhon, eșalotă și muștar de Dijon; bate pentru a amesteca. Adăugați ¼ de cană de ulei de măsline într-un flux subțire, amestecând bine. Stropiți ½ cană de dressing peste pui; Întoarceți puiul pentru a se îmbrăca (rezervați dressingul rămas pentru salată). Lăsați puiul la marinat la temperatura camerei timp de 15 minute. Scoateți puiul din marinată și stropiți cu piper; Puneți restul de marinată într-un castron.

5. Pentru un grătar cu cărbune sau pe gaz, așezați puiul pe un grătar direct la foc mediu-mare. Acoperiți și grătarul 8 până la 10 minute sau până când puiul nu mai este roz. Întoarceți o dată la jumătatea gătitului. (Puiul poate fi preparat și pe grătar.)

6. Într-un castron mare, combinați salata verde, sfecla și 1¼ cană de zmeură rămasă. Turnați dressingul rezervat peste salată; Agitați ușor pentru a acoperi. Împărțiți salata verde în patru farfurii; Acoperiți fiecare cu o bucată de piept de

pui la grătar. Tăiați grosier migdalele prăjite și presărați peste ele. Serviți imediat.

PIEPT DE PUI UMPLUT CU BROCCOLI CU SOS DE ROSII PROASPAT SI SALATA CAESAR

TEME PENTRU ACASA: 40 de minute Gatire: 25 de minute Se face: 6 portii

- 3 linguri de ulei de măsline
- 2 lingurite de usturoi tocat
- ¼ lingurita de ardei rosu macinat
- 1 kilogram de broccoli raab, tăiat şi tocat
- ½ cană stafide aurii nesulfurate
- ½ cană de apă
- 4 jumătăți de piept de pui dezosate şi fără piele, 5-6 oz
- 1 cană ceapă tocată
- 3 cani de rosii tocate
- ¼ cană busuioc proaspăt tocat
- 2 linguriţe de oţet de vin roşu
- 3 linguri suc proaspăt de lămâie
- 2 linguri de maioneza paleo (vezi aranjament)
- 2 linguriţe de muştar de Dijon (vezi aranjament)
- 1 lingurita de usturoi tocat
- ½ lingurita piper negru
- ¼ cană ulei de măsline
- 10 cani de salata romana tocata

1. Încinge 1 lingură de ulei de măsline într-o tigaie mare la foc mediu-mare. Se adauga usturoiul si ardeii tocati; gătiți şi amestecaţi timp de 30 de secunde sau până când este parfumat. Adăugaţi broccoli tocat, stafidele şi ½ cană de apă. Acoperiţi şi gătiți timp de aproximativ 8 minute sau până când broccoli este moale şi fraged. Scoateţi capacul din cratiţă; lasa excesul de apa sa se evapore. Pune deoparte.

2. Pentru chifle, injumatati fiecare piept de pui pe lungime; Așezați fiecare bucată între două foi de folie de plastic. Folosind partea netedă a unui ciocan de carne, bateți ușor puiul până la aproximativ ¼ inch grosime. Pentru fiecare rulou, puneți aproximativ ¼ de cană din amestecul de broccoli-creveți pe unul dintre capete scurte; rulați, pliați în lateral pentru a închide complet umplutura. (Chilele pot fi făcute cu până la 1 zi înainte și lăsate la frigider până sunt gata de coacere.)

3. Încinge 1 lingură de ulei de măsline într-o tigaie mare la foc mediu-mare. Adăugați rulouri, coaseți părțile laterale. Coaceți aproximativ 8 minute sau până se rumenesc pe toate părțile, întorcându-se de 2 sau 3 ori. Transferați rulourile pe o farfurie.

4. Pentru sos, încălziți lingura rămasă de ulei de măsline într-o tigaie la foc mediu-mare. se adauga ceapa; Gatiti aproximativ 5 minute sau pana devine translucid. Adăugați roșiile și busuioc. Pune rulourile peste sos în tigaie. Se aduce la fiert la foc mediu; reduce febra. Acoperiți și fierbeți timp de aproximativ 5 minute sau până când roșiile încep să se descompună, dar își păstrează forma și chiflele sunt încălzite.

5. Pentru dressing, amestecați într-un castron mic sucul de lămâie, maioneza paleo, muștarul de Dijon, usturoiul și piperul negru. Stropiți cu un sfert de cană de ulei de măsline și bateți până se emulsionează. Aruncați dressingul cu salată romană tocată într-un castron mare. Pentru a servi, împărțiți salata romană în șase farfurii.

Tăiați rulouri și puneți peste salată romană; Stropiți blatul cu ketchup.

WRAPURI DE FRIGARUI DE PUI LA GRATAR CU LEGUME PICANTE SI SOS DE NUCI DE PIN

TEME PENTRU ACASA:20 minute Marinat: 30 minute Gratar: 10 minute Se face: 8 chifle (4 portii)

- 1½ kg piept de pui dezosat, fără piele, tăiat în bucăți de 2 inci
- 5 linguri de ulei de măsline
- 2 linguri suc proaspăt de lămâie
- 1¾ linguriță de chimen măcinat
- 1 lingurita de usturoi tocat
- 1 lingurita boia
- ½ linguriță pudră de curry
- ½ lingurita de scortisoara macinata
- ¼ lingurita de piper cayenne
- 1 dovlecel mediu, tăiat la jumătate
- 1 vinete mică, tăiată în felii de ½ inch
- 1 ardei gras galben mare, taiat in jumatate si fara samburi
- 1 ceapă roșie medie, tăiată în sferturi
- 8 roșii cherry
- 8 frunze mari de salată verde
- Sos de nuci de pin prajite (vezi aranjament)
- Felii de lămâi

1. Pentru marinadă, amestecați 3 linguri de ulei de măsline, zeamă de lămâie, 1 linguriță de chimen, usturoi, ½ linguriță de boia de ardei, praf de curry, ¼ de linguriță de scorțișoară și piper cayenne într-un castron mic. Puneți bucățile de pui într-o pungă mare de plastic resigilabilă într-un castron puțin adânc. Se toarnă marinada peste pui. Închide geanta. Transformă geanta într-o haină. Marinați

la frigider timp de 30 de minute, întorcând punga din când în când.

2. Scoateți puiul din marinată; aruncați marinata. Așezați puiul pe patru frigărui lungi.

3. Puneți dovleceii, vinetele, ardeii și ceapa pe o tavă de copt. Stropiți cu 2 linguri de ulei de măsline. Se presară cu ¾ linguriță de chimen, ½ linguriță de boia de ardei și ¼ de linguriță de scorțișoară; Se intinde usor peste legume. Așezați roșiile pe două șine.

3. Pentru un grătar cu cărbune sau pe gaz, puneți frigăruile de pui și roșii și legumele pe grătar la foc mediu-mare. Acoperiți și grătar până când puiul nu mai este roz și legumele sunt ușor carbonizate și crocante, întorcându-se o dată. Așteptați 10-12 minute pentru pui, 8-10 minute pentru legume și 4 minute pentru roșii.

4. Scoateți puiul din frigărui. Tăiați puiul și tăiați dovleceii, vinetele și ardeii în bucăți mici. Scoateți roșiile din frigărui (nu tocați). Aranjați puiul și legumele pe o farfurie. Pentru a servi, întindeți pui și legume peste salată; stropiți cu sos de nuci de pin prăjite. Serviți cu felii de lămâie.

PIEPT DE PUI LA CUPTOR CU CIUPERCI, CONOPIDA FIERTA CU USTUROI SI SPARANGHEL PRAJIT

DE LA INCEPUT LA SFARSIT :50 de minute da: 4 portii

4 piept de pui cu os, 10 până la 12 uncii, piele îndepărtată
3 căni de ciuperci albe mici
1 cană de praz sau ceapă galbenă feliate subțire
2 căni de bulion de oase de pui (vezi aranjament) sau bulion de pui nesarat
1 cană de vin alb sec
1 buchet mare de cimbru proaspăt
Piper negru
otet de vin alb (optional)
1 cap de conopida, impartita in conopida
12 catei de usturoi, curatati de coaja
2 linguri ulei de masline
Piper alb sau cayenne
1 kilogram de sparanghel, tocat
2 lingurite ulei de masline

1. Preîncălziți cuptorul la 400°F. Pune pieptul de pui într-o tavă dreptunghiulară de 3 litri; Se ornează cu ciuperci și praz. Se toarnă bulion de oase de pui și vin peste pui și legume. Se presara cu cimbru si se presara cu piper negru. Acoperiți foaia de copt cu folie de aluminiu.

2. Coaceți timp de 35 până la 40 de minute sau până când un termometru cu citire instantanee introdus în pui înregistrează 170°F. Scoateți și aruncați crenguțele de cimbru. Asezonați după gust cu un strop de oțet înainte de servire.

2. Între timp, într-o cratiță mare, fierbeți conopida și usturoiul în multă apă clocotită timp de aproximativ 10 minute sau până când sunt foarte fragede. Scurgeți conopida și usturoiul, rezervând 2 linguri de lichid de gătit. Puneți conopida și lichidul de gătit rezervat într-un robot de bucătărie sau un bol mare de amestecare. Se amestecă până la omogenizare* sau cu un zdrobitor de cartofi; Se adauga 2 linguri de ulei de masline si se condimenteaza cu piper alb. Se ține la cald până când este gata de servire.

3. Aranjați sparanghelul într-un singur strat pe o tavă de copt. Stropiți cu 2 linguri de ulei de măsline și amestecați. Se presară cu piper negru. Se prăjește în cuptorul la 400°F timp de aproximativ 8 minute sau până devine crocant, amestecând o dată.

4. Împărțiți piureul de conopida în șase farfurii. Acoperiți cu pui, ciuperci și praz. Stropiți peste puțin lichid de fiert; Se serveste cu sparanghel prajit.

*Notă: Dacă utilizați un robot de bucătărie, aveți grijă să nu amestecați prea mult sau conopida va deveni prea subțire.

SUPA THAILANDEZA DE PUI

TEME PENTRU ACASA:Congelare 30 de minute: Coaceți 20 de minute: 50 de minute Se obține: 4-6 porții

TAMARINDUL ESTE UN FRUCT AMAR ȘI MUZICALFOLOSIT IN BUCATARIA INDIANA, THAILANDEZA ȘI MEXICANA. MULTE PASTE DE TAMARIND FABRICATE COMERCIAL CONȚIN ZAHAR; ASIGURAȚI-VA CA CUMPARAȚI UNUL CARE NU IL INCLUDE. FRUNZELE DE TEI KAFFIR SUNT DISPONIBILE PROASPETE, CONGELATE ȘI USCATE IN MAJORITATEA PIEȚELOR ASIATICE. DACA NU LE GASIȚI, INLOCUIȚI FRUNZELE DIN ACEASTA REȚETA CU 1½ LINGURIȚA COAJA DE LAMAIE RASA FIN.

2 bețișoare de lemongrass, tăiate

2 linguri ulei de cocos nerafinat

½ cană ceapă roșie feliată subțire

3 catei mari de usturoi, feliati subtiri

8 cesti supa de oase de pui (veziaranjament) sau bulion de pui nesarat

¼ cană pastă de tamarind neîndulcită (cum ar fi marca Tamicon)

2 linguri fulgi de nori

3 ardei iute thailandezi proaspeți, tăiați subțiri cu semințele intactea se sprijini)

3 frunze de tei kaffir

1 bucată de ghimbir de 3 inci, feliată subțire

4 jumătăți de piept de pui dezosate și fără piele, 6 uncii

1 conserve (14,5 uncii) de roșii nesarate tăiate cubulețe prăjite la foc, scurse

6 uncii sparanghel subțire, tăiat și tăiat subțire în diagonală în bucăți de ½ inch

½ cană frunze de busuioc thailandez ambalate (veziNotă)

1. Folosind dosul unui cuțit, apăsați ferm pe tulpinile de iarbă de lămâie. Tăiați mărunt tulpinile zdrobite.

2. Încinge uleiul de cocos într-un cuptor olandez la foc mediu-mare. Adăugați lemongrass și arpagic; Gatiti 8-10 minute,

amestecand des. adauga usturoiul; Gatiti si amestecati 2-3 minute sau pana cand este foarte parfumat.

3. Adăugați bulion de oase de pui, pasta de tamarind, fulgi de nori, ardei iute, frunze de lime și ghimbir. aduceți la fierbere; reduce febra. Acoperiți și gătiți la foc mic timp de 40 de minute.

4. Între timp, congelați puiul 20 până la 30 de minute sau până când este ferm. Tăiați puiul în felii subțiri.

5. Strecurați supa printr-o strecurătoare cu plasă fină într-o cratiță mare și apăsați cu dosul unei linguri mari pentru a scoate aromele. Aruncați solidele. Lasati supa sa fiarba. Adăugați puiul, roșiile nescurcate, sparanghelul și busuiocul. Reduce caldura; fierbeți neacoperit timp de 2 până la 3 minute sau până când puiul este fraged. Serviți imediat.

PUI LA GRATAR CU LAMAIE SI SALVIE SCAROLA

TEME PENTRU ACASA:15 minute prăjire: 55 minute odihnă: 5 minute Randament: 4 porții

FELII DE LAMAIE SI FRUNZA DE SALVIE.AȘEZAT SUB PIELEA PUIULUI, AROMATIZEAZA CARNEA IN TIMPUL GATITULUI ȘI CREEAZA UN MODEL DISTINCTIV SUB PIELEA CROCANTA ȘI OPACA CAND IESE DIN CUPTOR.

4 piept de pui cu os (cu piele)
1 lămâie, feliată foarte subțire
4 frunze mari de salvie
2 lingurite ulei de masline
2 lingurițe de condimente mediteraneene (vezi aranjament)
½ lingurita piper negru
2 linguri ulei de masline extravirgin
2 salote, feliate
2 catei de usturoi tocati
4 capete de fenicul, tăiate la jumătate pe lungime

1. Preîncălziți cuptorul la 400°F. Cu ajutorul unui cuțit de toaletă, îndepărtați cu grijă pielea de pe fiecare jumătate a pieptului, lăsând-o deoparte. Asezati 2 felii de lamaie si 1 frunza de salvie pe fiecare piept. Împingeți ușor pielea la loc și apăsați ușor pentru a se fixa.

2. Așezați puiul într-o tigaie puțin adâncă. Ungeți puiul cu 2 lingurițe ulei de măsline; stropiți cu condimente mediteraneene și ¼ de linguriță de piper. Prăjiți, neacoperit, timp de aproximativ 55 de minute sau până când pielea este rumenită și crocantă și un termometru cu citire instantanee introdus în fâșiile de pui înregistrează

170°F. Lăsați puiul să se odihnească timp de 10 minute înainte de servire.

3. Între timp, într-o tigaie mare, încălziți 2 linguri de ulei de măsline la foc mediu-mare. se adauga salota; Gatiti aproximativ 2 minute sau pana devine translucid. Presărați andivea cu restul de ¼ de linguriță de piper. Pune usturoiul în tigaie. Pune andivele, cu partea în jos, într-o tigaie. Gatiti aproximativ 5 minute sau pana se rumenesc. întoarceți ușor andivele; Gatiti 2-3 minute mai mult sau pana se inmoaie. Serviți cu pui.

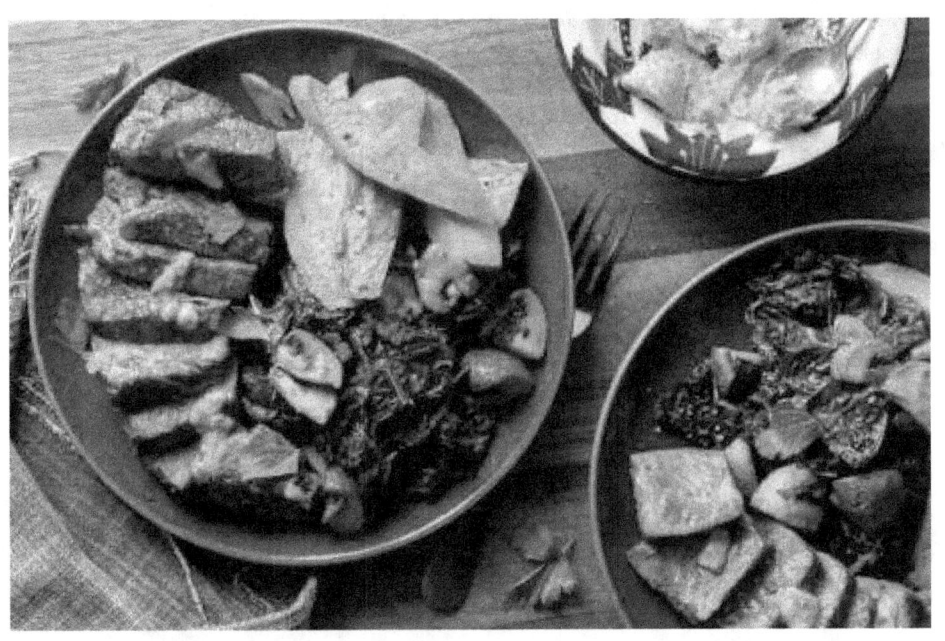

PUI CU CEAPA PRIMAVARA, NASTUREL SI RIDICHI

TEME PENTRU ACASA:20 minute fiert: 8 minute fiert: 30 minute Randament: 4 porții

DEŞI POATE PAREA CIUDAT SA GATEŞTI RIDICHI,ABIA SUNT GATITE AICI, DOAR CAT SA LE INMOAIE MUŞCATURA ASCUŢITA ŞI SA LE INMOAIE PUŢIN.

- 3 linguri de ulei de măsline
- 4 piept de pui cu os, 10 până la 12 uncii (pe piele)
- 1 lingură lămâie-ierburi-condimente (vezi aranjament)
- ¾ cană ceapă tocată
- 6 ridichi, feliate subțiri
- ¼ lingurita piper negru
- ½ cană de vermut alb sec sau vin alb sec
- ⅓ cană de cremă de caju (vezi aranjament)
- 1 buchet de nasturel, tulpinile taiate si tocate
- 1 lingură mărar proaspăt, tăiat fâşii

1. Preîncălziți cuptorul la 350°F. Încinge uleiul de măsline într-o tigaie mare la foc mediu-mare. Uscați puiul cu un prosop de hârtie. Prăjiți puiul, cu pielea în jos, timp de 4 până la 5 minute sau până când pielea devine maro aurie şi crocantă. întoarceți puiul; Gatiti aproximativ 4 minute sau pana se rumenesc. Puneți pielea de pui cu pielea în sus într-o caserolă puțin adâncă. Presărați pui peste condimente de lămâie. Coaceți aproximativ 30 de minute sau până când un termometru cu citire instantanee introdus în grătarul pentru pui înregistrează 170°F.

2. Între timp, turnați toată grăsimea din tigaie, cu excepția unei linguri; Încinge tigaia din nou. adăugați arpagic şi

ridichi; Gatiti aproximativ 3 minute sau pana ce ceapa se ofileste. Se presară cu piper. Adăugați vermut și amestecați pentru a răzui bucăți maro. aduceți la fierbere; gătește până se reduce și se îngroașă ușor. se adauga crema de caju; aduce la fierbere. scoateți tigaia de pe foc; Se adauga nasturel si mararul si se amesteca usor pana se usuca nasturelul. Turnați sucul de pui acumulat în caserolă.

3. Împărțiți amestecul de ceapă în patru farfurii; acoperit cu pui.

PUI TIKKA MASALA

TEME PENTRU ACASA: 30 de minute Marinat: 4 până la 6 ore Gatit: 15 minute Grătar: 8 minute Randament: 4 porții

ACESTA A FOST INSPIRAT DE UN FEL DE MANCARE INDIAN FOARTE POPULAR. CARE POATE NU A FOST FACUTA DELOC IN INDIA, DAR INTR-UN RESTAURANT INDIAN DIN MAREA BRITANIE. TIKKA MASALA TRADIȚIONALA DE PUI PRESUPUNE CA PUIUL ESTE MARINAT IN IAURT ȘI APOI FIERT INTR-UN SOS DE ROȘII CU SMANTANA. FARA LACTATE PENTRU A STINGE AROMA SOSULUI, ACEASTA VERSIUNE ARE UN GUST FOARTE CURAT. ÎN LOC DE OREZ, SE SERVEȘTE PESTE TAIȚEI CROCANȚI DE DOVLECEI.

1½ kilograme pulpe de pui dezosate, fără piele sau jumătate de piept de pui

¾ cană lapte de cocos simplu (cum ar fi Nature's Way)

6 catei de usturoi, tocati

1 lingura de ghimbir proaspat ras

1 lingurita coriandru macinat

1 lingurita boia

1 lingurita chimen macinat

¼ de linguriță cardamom măcinat

4 linguri ulei de cocos rafinat

1 cana morcovi tocati

1 țelină feliată subțire

½ cană ceapă tocată

2 ardei jalapeño sau serrano, fără semințe (dacă se dorește) și tocați mărunt (vezi a se sprijini)

1 conserve (14,5 uncii) de roșii nesărate tăiate cubulețe prăjite la foc, scurse

1 cutie (8 uncii) de ketchup fără sare

1 lingurita garam masala fara sare adaugata

3 dovlecei medii

½ lingurita piper negru

frunze proaspete de coriandru

1. Dacă folosiți pulpe de pui, tăiați fiecare pulpă în trei bucăți. Dacă folosiți jumătăți de piept de pui, tăiați fiecare piept în bucăți de 2 inci și tăiați porțiuni groase în jumătate orizontal pentru a le face mai subțiri. Pune puiul într-o pungă mare de plastic resigilabilă; pune deoparte. Pentru marinată, combinați ½ cană de lapte de cocos, usturoi, ghimbir, coriandru, boia de ardei, chimen și cardamom într-un castron mic. Se toarnă marinada peste puiul din pungă. Închideți punga și întoarceți-o la pui. Pune pachetele într-un bol mediu; Marinați la frigider timp de 4 până la 6 ore, întorcând punga din când în când.

2. Preîncălziți grătarul. Într-o tigaie mare, încălziți 2 linguri de ulei de cocos la foc mediu-mare. Adăugați morcovii, țelina și ceapa; Gatiti 6-8 minute sau pana cand legumele sunt fragede, amestecand din cand in cand. adăugați jalapeños; Gatiti si amestecati inca 1 minut. Adăugați roșiile nescurcate și ketchup-ul. aduceți la fierbere; reduce febra. Se fierbe neacoperit aproximativ 5 minute sau până când sosul se îngroașă ușor.

3. Scurgeți puiul și aruncați marinada. Aranjați bucățile de pui într-un singur strat pe un grătar neîncălzit într-o tigaie. Grătiți la 5 până la 6 inchi de căldură timp de 8 până la 10 minute sau până când puiul nu mai este roz, întorcându-se o dată la jumătatea gătitului. Adăugați bucățile de pui fierte și ¼ de cană de lapte de cocos la amestecul de roșii din tigaie. Gatiti 1-2 minute sau pana se incalzeste. Scoateți de pe foc; Adăugați garam masala.

4. Tăiați capetele dovleceilor. Cu ajutorul unui tăietor julienne, tăiați dovlecelul în fâșii lungi și subțiri. Încălziți restul de 2

linguri de ulei de cocos într-o tigaie foarte mare la foc mediu-mare. Adaugati fasiile de dovlecel si piper negru. Gatiti si amestecati timp de 2-3 minute sau pana cand dovlecelul devine crocant.

5. Pentru a servi, împărțiți dovlecelul în patru farfurii. Acoperiți cu amestec de pui. Se ornează cu frunze de coriandru.

PULPE DE PUI RAS EL HANOUT

TEME PENTRU ACASA: 20 de minute de gătit: 40 de minute. Randament: 4 portii

RAS EL HANOUT ESTE COMPLICAT ȘI UN AMESTEC DE CONDIMENTE EXOTICE MAROCANE. EXPRESIA INSEAMNA „DIRECTOR DE VANZARI" IN ARABA ȘI INDICA FAPTUL CA ESTE UN AMESTEC UNIC DE CELE MAI BUNE CONDIMENTE PE CARE COMERCIANTUL DE MIRODENII LE ARE DE OFERIT. NU EXISTA O REȚETA PENTRU RAS EL HANOUT, DAR INCLUDE ADESEA UN AMESTEC DE GHIMBIR, ANASON, SCORȚIȘOARA, NUCȘOARA, BOABE DE PIPER, CUIȘOARE, CARDAMOM, FLORI USCATE (CUM AR FI LAVANDA ȘI TRANDAFIR), NIGELLA, BUZDUGAN, GALANGA ȘI TURMERIC..

1 lingura chimen macinat

2 lingurițe de ghimbir măcinat

1½ lingurita piper negru

1½ linguriță de scorțișoară măcinată

1 lingurita coriandru macinat

1 lingurita piper cayenne

1 lingurita piper macinat

½ linguriță cuișoare măcinate

¼ lingurita de nucsoara macinata

1 lingurita fire de sofran (optional)

4 linguri ulei de cocos nerafinat

8 pulpe de pui cu os

1 pachet (8 uncii) ciuperci buton proaspete, feliate

1 cană ceapă tocată

1 cană ardei gras roșu, galben sau verde tocat (1 mare)

4 roșii rome, fără miez, fără semințe și tocate

4 catei de usturoi, tocati

2 cutii de 13,5 oz lapte de cocos simplu (cum ar fi Nature's Way)

3 până la 4 linguri de suc proaspăt de lămâie

¼ cană coriandru proaspăt tocat mărunt

1. Pentru ras el hanout, combinați chimenul, ghimbirul, piperul negru, scorțișoara, coriandru, ardeiul cayenne, ardeiul, cuișoarele, nucșoara și, dacă doriți, șofranul într-un castron mediu sau mic. Se zdrobește cu un mojar sau se amestecă cu o lingură pentru a se amesteca bine. Pune deoparte.

2. Încinge 2 linguri de ulei de cocos într-o tigaie mare la foc mediu-mare. Stropiți pulpele de pui cu 1 lingură de ras el hanout. adăugați puiul în tigaie; Gătiți 5 până la 6 minute sau până când devine auriu, întorcându-le o dată la jumătatea gătitului. scoateți puiul din tigaie; Păstrați cald

3. Încălziți restul de 2 linguri de ulei de cocos în aceeași tigaie la foc mediu-mare. Adaugati ciupercile, ceapa, ardeii, rosiile si usturoiul. Gatiti si amestecati aproximativ 5 minute sau pana cand legumele sunt fragede. Adăugați laptele de cocos, sucul de lămâie și 1 lingură de ras el hanout. Întoarceți puiul în tigaie. aduceți la fierbere; reduce febra. Acoperiți și fierbeți (175°F), aproximativ 30 de minute sau până când puiul este fraged.

4. Serviți puiul, legumele și sosul în boluri. Se ornează cu coriandru.

Notă: Păstrați resturile de ras el hanout într-un recipient ermetic timp de până la 1 lună.

PULPE DE PUI MARINATE IN STARFRUIT PE SPANAC SOTAT

TEME PENTRU ACASA: 40 de minute Marinare: 4 până la 8 ore Gătire: 45 minute
Randament: 4 porții

DACA ESTE NECESAR, USCAȚI PUIUL CU UN PROSOP DE HARTIE DUPA CE IESE DIN MARINATA INAINTE DE A SE RUMENI IN TIGAIE. LICHIDUL RAMAS PE CARNE SE STROPEȘTE IN ULEIUL FIERBINTE.

8 pulpe de pui cu os (1½ până la 2 lire sterline), îndepărtate pielea
¾ cană oțet alb sau de mere
¾ cană suc proaspăt de portocale
½ cană de apă
¼ cană ceapă tocată
¼ cană coriandru proaspăt, tocat
4 catei de usturoi, tocati
½ lingurita piper negru
1 lingura ulei de masline
1 carambolă, feliată
1 cană bulion de oase de pui (vezi aranjament) sau bulion de pui nesarat
2 pachete de 9 uncii frunze proaspete de spanac
frunze proaspete de coriandru (optional)

1. Asezati puiul intr-o oala de inox sau emailat; pune deoparte. Într-un castron mediu, combinați oțetul, sucul de portocale, apa, ceapa, ¼ de cană de coriandru tocat, usturoiul și piperul; se toarnă peste pui. Acoperiți și lăsați la frigider pentru 4 până la 8 ore.

2. Aduceți amestecul de pui la fiert într-o cratiță la foc mediu-mare; reduce febra. Acoperiți și fierbeți 35 până la 40 de minute sau până când puiul nu mai este roz (175°F).

3. Încinge uleiul într-o tigaie foarte mare la foc mediu-mare. Scoateți puiul din oală cu clești și agitați ușor pentru a scurge lichidul de gătit; economisiți lichidul de gătit. Prăjiți puiul pe toate părțile, întorcându-le des pentru a asigura o rumenire uniformă.

4. Între timp, pentru sos, strecoară lichidul de gătit; Înapoi la cuptorul olandez. Se aduce la fierbere. Gatiti aproximativ 4 minute pentru a reduce si a se ingrosa putin; se adauga carambola; Gatiti inca 1 minut. Întoarceți puiul în sosul din cuptorul olandez. Scoateți de pe foc; acoperiți pentru a rămâne cald.

5. Curățați tigaia. Turnați bulionul de oase de pui într-o cratiță. Se aduce la fiert la foc mediu; Adăugați spanacul. Reduce caldura; Gatiti 1-2 minute sau pana cand spanacul este fraged, amestecand continuu. Transferați spanacul pe o farfurie perforată. Acoperiți cu pui și sos. Stropiți cu frunze de coriandru dacă doriți.

TACOS CU PUI ȘI VARZA POBLANO CU MAIONEZA CHIPOTLE

TEME PENTRU ACASA:La cuptor 25 minute: 40 minute Randament: 4 portii

SERVEȘTE ACESTE TACOS MURDARE, DAR DELICIOASECU O FURCULIȚA SA PRINDA UMPLUTURA CARE CADE DIN FRUNZA DE VARZA IN TIMP CE MANANCA.

1 lingura ulei de masline

2 ardei poblano, fără semințe (dacă se dorește) și tocați (vezi a se sprijini)

½ cană ceapă tocată

3 catei de usturoi tocati

1 lingura praf de chilli nesarat

2 lingurite chimen macinat

½ lingurita piper negru

1 cutie (8 uncii) de ketchup fără sare

¾ cană bulion de oase de pui (vezi aranjament) sau bulion de pui nesarat

1 lingurita oregano mexican uscat, zdrobit

1 până la 1½ kilograme pulpe de pui dezosate și fără piele

10 până la 12 frunze de varză mijlocii până la mari

Chipotle Paleo Mayo (cf. aranjament)

1. Preîncălziți cuptorul la 350°F. Încinge uleiul într-o tigaie mare, rezistentă la cuptor, la foc mediu-mare. Adăugați ardei poblano, ceapa și usturoiul; Gatiti si amestecati 2 minute. Adăugați praf de chili, chimen și piper negru; Continuați să gătiți și amestecați timp de 1 minut (reduceți căldura dacă este necesar pentru a preveni arderea condimentelor).

2. Adăugați ketchup, bulion de oase de pui și oregano în tigaie. Se aduce la fierbere. Puneți ușor pulpele de pui în amestecul de roșii. Acoperiți tigaia cu un capac. Coaceți

aproximativ 40 de minute sau până când puiul este fraged (175 ° F), întorcându-l o dată la jumătatea gătitului.

3. Scoateți puiul din tigaie; răcoriți-vă puțin. Cu două furculițe, tăiați puiul în bucăți mici. Adăugați puiul mărunțit în amestecul de roșii din tigaie.

4. Pentru a servi, puneți amestecul de pui peste frunze de varză; Acoperiți cu maioneză paleo chipotle.

TOCANA DE PUI CU MORCOVI PUI ȘI BOK CHOY

TEME PENTRU ACASA: Gătire 15 minute: 24 minute Odihnă: 2 minute Randament: 4 porții

BABY BOK CHOY ESTE FOARTE DELICATȘI POȚI SA DEBORDEZI IN CEL MAI SCURT TIMP. PENTRU A-L MENȚINE CROCANT ȘI PROASPAT, NU ZBARCIT SAU MOALE, ASIGURAȚI-VA CA IL ABURIȚI INTR-O OALA FIERBINTE (INCHIS) TIMP DE CEL MULT 2 MINUTE INAINTE DE SERVIRE.

- 2 linguri ulei de masline
- 1 praz, feliat (parte albă și verde deschis)
- 4 căni de bulion de oase de pui (veziaranjament) sau bulion de pui nesarat
- 1 cană de vin alb sec
- 1 lingură muștar de Dijon (veziaranjament)
- ½ lingurita piper negru
- 1 crenguță de cimbru proaspăt
- 1¼ de kilograme de pulpe de pui dezosate și fără piele, tăiate în bucăți de 1 inch
- 8 uncii de morcovi pentru copii, cu capetele, curățați, tăiați și tăiați în jumătate pe lungime, sau 2 morcovi medii, tăiați în diagonală
- 2 lingurite coaja de lamaie rasa fin (inlocuitor)
- 1 lingura suc proaspat de lamaie
- 2 capete mini bok choy
- ½ linguriță de cimbru proaspăt, ras

1. Încinge 1 lingură de ulei de măsline într-o cratiță mare la foc mediu-mare. Gatiti prazul in ulei incins timp de 3 pana la 4 minute sau pana se inmoaie. Adăugați bulion de oase de pui, vin, muștar de Dijon, ¼ linguriță de piper și crenguțe de cimbru. aduceți la fierbere; reduce febra. Se fierbe timp de 10 până la 12 minute sau până când lichidul s-a redus cu aproximativ o treime. Aruncați crenguța de cimbru.

2. Între timp, într-un cuptor olandez, încălziți lingura rămasă de ulei de măsline la foc mediu-mare. Presărați puiul cu ¼ de linguriță de piper rămas. Se prăjește în ulei încins, amestecând din când în când, aproximativ 3 minute sau până când se rumenesc. Dacă este necesar, scurgeți grăsimea. Turnați cu grijă amestecul de bulion în oală, răzuind orice bucăți maro; Adăugați morcovi. aduceți la fierbere; reduce febra. Se fierbe neacoperit timp de 8 până la 10 minute sau până când morcovii sunt fragezi. Adăugați sucul de lămâie. Tăiați pak choi în jumătate pe lungime. (Dacă capetele bok choi sunt mari, tăiați în sferturi.) Puneți bok choi peste pui în tigaie. Acoperiți și luați de pe foc; Lasă să stea 2 minute.

3. Serviți tocană în boluri puțin adânci. Se presara cu coaja de lamaie si fasii de cimbru.

PUI PRAJIT CU NUCI CAJU SI PORTOCALA SI PIPER PE HARTIE DE SALATA

DE LA INCEPUT LA SFARSIT :45 minute face: 4-6 portii

VEȚI GASI DOUA TIPURI DEULEI DE COCOS PE RAFTURI, RAFINAT SI EXTRA VIRGIN SAU NERAFINAT. DUPA CUM SUGEREAZA ȘI NUMELE, ULEIUL DE COCOS EXTRAVIRGIN PROVINE DE LA PRIMA PRESARE A NUCILOR DE COCOS PROASPETE, CRUDE. ESTE INTOTDEAUNA CEA MAI BUNA ALEGERE ATUNCI CAND GATIȚI LA FOC MEDIU SAU MEDIU. ULEIUL DE NUCA DE COCOS RAFINAT ARE UN PUNCT DE FUM MAI MARE, AȘA CA FOLOSIȚI-L NUMAI CAND GATIȚI LA FOC MARE.

- 1 lingura ulei de cocos rafinat
- 1½ până la 2 kilograme pulpe de pui dezosate și fără piele, tăiate în fâșii subțiri
- 3 ardei gras roșii, portocalii și/sau galbeni, fără tulpină, fără semințe și tăiați subțiri fâșii de mărime
- 1 ceapă roșie, tăiată în jumătate pe lungime și feliată subțire
- 1 lingurita coaja de portocala rasa fin (inlocuitor)
- ½ cană suc proaspăt de portocale
- 1 lingura de ghimbir proaspat tocat
- 3 catei de usturoi tocati
- 1 cană caju nesărate, prăjite și tocate grosier (vezi a se sprijini)
- ½ cană ceapă verde tocată (4)
- 8 până la 10 frunze de salată verde sau iceberg

1. Încinge uleiul de cocos într-un wok sau o tigaie mare la foc mare. Adăugați pui; Gatiti si amestecati 2 minute. adauga ardei si ceapa; gătiți și amestecați timp de 2 până la 3

minute sau până când legumele sunt fragede. Scoateți puiul și legumele din wok; Păstrați cald

2. Uscați wok-ul cu un prosop de hârtie. Pune sucul de portocale în wok. Gatiti aproximativ 3 minute sau pana cand sucul fierbe si reduce putin. Adăugați ghimbir și usturoi. Gatiti si amestecati 1 minut. Puneți amestecul de pui și ardei în wok. Adăugați coaja de portocală, caju și ceapa primăvară. Se serveste prajita pe frunze de salata verde.

PUI VIETNAMEZ CU NUCA DE COCOS ȘI LEMONGRASS

DE LA INCEPUT LA SFARSIT :30 minute face: 4 portii

ACEST CURRY RAPID CU NUCA DE COCOSPOATE FI PE MASA LA 30 DE MINUTE DUPA CE INCEPE SA MUȘTE, FACANDU-L O MASA IDEALA PENTRU O NOAPTE PLINA DE SAPTAMANA.

- 1 lingura ulei de cocos nerafinat
- 4 tulpini de lemongrass (numai părți ușoare)
- 1 pachet de 3,2 oz ciuperci stridii, tocate
- 1 ceapă mare, feliată subțire, inele tăiate la jumătate
- 1 jalapeño proaspăt, fără semințe și tocat fin (vezia se sprijini)
- 2 linguri de ghimbir proaspăt tocat
- 3 catei de usturoi tocati
- 1½ kg pulpe de pui dezosate, fără piele, tăiate subțiri și tăiate în bucăți mici
- ½ cană lapte de cocos simplu (cum ar fi Nature's Way)
- ½ cană bulion de oase de pui (veziaranjament) sau bulion de pui nesarat
- 1 lingură pudră de curry roșu nesărat
- ½ lingurita piper negru
- ½ cană frunze de busuioc proaspăt tocate
- 2 linguri suc proaspăt de lămâie
- Nucă de cocos deshidratată, neîndulcită (opțional)

1. Încinge uleiul de cocos într-o tigaie foarte mare la foc mediu-mare. adăugați lemongrass; Gatiti si amestecati 1 minut. Adăugați ciupercile, ceapa, jalapeño, ghimbirul și usturoiul; gătiți și amestecați timp de 2 minute sau până când ceapa este fragedă. Adăugați pui; Gatiti aproximativ 3 minute sau pana cand puiul este fiert.

2. Combinați laptele de cocos, bulionul de oase de pui, pudra de curry și piper negru într-un castron mic. Adăugați

amestecul de pui în tigaie; Gatiti 1 minut sau pana cand lichidul se ingroasa usor. Scoateți de pe foc; adauga busuioc proaspat si zeama de lamaie. Presărați porții cu nucă de cocos dacă doriți.

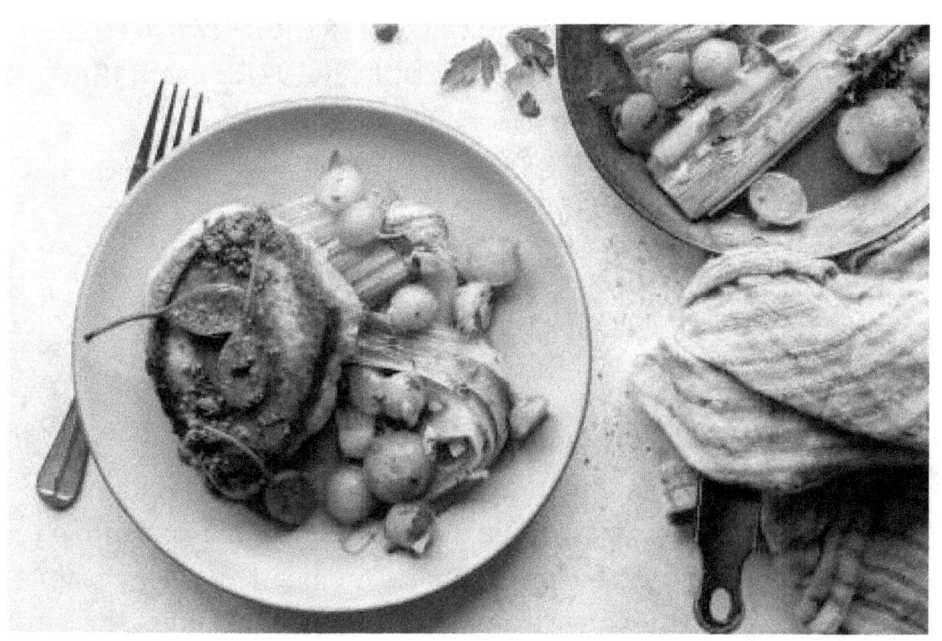

PUI LA GRATAR SI SALATA DE MERE

TEME PENTRU ACASA:Gratar timp de 30 de minute: 12 minute face: 4 portii

DACA VREI UN MAR MAI DULCEMERGI CU HONEYCRISP. DACA IŢI PLACE PLACINTA CU MERE, FOLOSEŞTE GRANNY SMITH SAU INCEARCA O COMBINAŢIE A CELOR DOUA PENTRU ECHILIBRU.

3 mere mijlocii Honeycrisp sau Granny Smith
4 lingurite ulei de masline extravirgin
½ cană de eşalotă tocată mărunt
2 linguri patrunjel proaspat tocat
1 lingura condiment de pasare
3 până la 4 capete de andive, tăiate în sferturi
1 kg piept de pui sau piept de curcan
⅓ cana alune prajite tocate*
⅓ cană vinaigretă franţuzească clasică (veziaranjament)

1. Tăiaţi merele în jumătate şi miez-le. Curăţaţi şi tăiaţi mărunt 1 măr. Se încălzeşte 1 linguriţă de ulei de măsline într-o tigaie medie la foc mediu-mare. Adăugaţi merele şi eşalota tocate; Gatiti pana se inmoaie. Adăugaţi pătrunjel şi condimente de pasăre. Lasa sa se raceasca.

2. Între timp, tăiaţi decorul celor 2 mere rămase şi tăiaţi-le în sferturi. Ungeţi suprafeţele tăiate ale feliilor de mere şi scarolei cu uleiul de măsline rămas. Combinaţi puiul şi amestecul de mere răcit într-un castron mare. Împărţiţi în opt părţi; Modelaţi fiecare porţie într-o chiflă cu diametrul de 2 inchi.

3. Pentru un grătar cu cărbune sau pe gaz, puneţi chiftelele de pui şi feliile de mere direct pe grătar la foc mediu-mare. Acoperiţi şi grătarul timp de 10 minute, întorcându-le o

dată la jumătatea gătitului. Adăugați andivea, cu partea tăiată în jos. Acoperiți și grătarul 2 până la 4 minute sau până când andivele sunt ușor carbonizate, merele sunt fragede și chiftelele de pui sunt gătite (165°F).

4. Tăiați scarola în bucăți mari. Împărțiți salata de andive în patru farfurii de servire. Se ornează cu plăcintă cu pui, felii de mere și alune. Stropiți cu o vinaigretă franțuzească clasică.

*Sfat: Pentru a prăji alunele, preîncălziți cuptorul la 350°F. Întindeți nucile într-un singur strat într-o caserolă puțin adâncă. Coaceți 8 până la 10 minute sau până când se prăjește ușor, amestecând o dată pentru o rumenire uniformă. Răciți puțin nucile. Puneți nucile calde pe un prosop curat de bucătărie; Frecați cu prosopul pentru a îndepărta pielea liberă.

SUPA TOSCANA DE PUI CU PANGLICI DE VARZA

TEME PENTRU ACASA:Timp de gătire: 15 minute: 20 minute Randament: 4 până la 6 porții

O LINGURA DE PESTO- ALEGEREA DVS. DE BUSUIOC SAU RUCOLA - ADAUGA MULTA AROMA ACESTEI SUPE SAVUROASE, ASEZONATA CU CONDIMENTE FARA SARE DE PASARE. PENTRU A MENȚINE VARZA VERDE CROCANTA ȘI CAT MAI HRANITOARE POSIBIL, GATIȚI-O DOAR PANA CAND SE OFILEȘTE.

- 1 kilogram de pui măcinat
- 2 linguri nesarate pentru asezonarea pasarilor
- 1 lingurita coaja de lamaie rasa fin
- 1 lingura ulei de masline
- 1 cană ceapă tocată
- ½ cana morcovi tocati
- 1 cana telina tocata
- 4 catei de usturoi, taiati felii
- 4 căni de bulion de oase de pui (vezi aranjament) sau bulion de pui nesarat
- 1 conserve (14,5 uncii) de roșii prăjite la foc nesărate, nescurcate
- 1 buchet de varză lacinato (toscană), tulpinile îndepărtate, mărunțite
- 2 linguri suc proaspăt de lămâie
- 1 lingurita de cimbru proaspat, taiat fasii
- Busuioc sau pesto de rucola (vezi chitanțe)

1. Într-un castron mediu, combinați puiul, condimentele de pasăre și coaja de lămâie. Amesteca bine.

2. Încinge uleiul de măsline într-un cuptor olandez la foc mediu. Adăugați amestecul de pui, ceapa, morcovii și țelina; Gatiti 5-8 minute sau pana cand puiul nu mai este roz, amestecand cu o lingura de lemn pentru a rupe

carnea si adaugand cateii de usturoi in ultimul minut de gatire. Adauga supa de oase de pui si rosiile. aduceți la fierbere; reduce febra. Acoperiți și gătiți la foc mic timp de 15 minute. Adăugați kale, suc de lămâie și cimbru. Se fierbe neacoperit aproximativ 5 minute sau până când varza este fragedă.

3. Pentru a servi, pune supa în boluri mici și ornează cu pesto de busuioc sau rucola.

LARB DE PUI

TEME PENTRU ACASA:15 minute de gătit: 8 minute de răcire: 20 de minute Randament: 4 porții

ACEASTA VERSIUNE A POPULARULUI PREPARAT THAILANDEZ FACUT CU PUI ȘI LEGUME PUTERNIC CONDIMENTATE, SERVIT PESTE FRUNZE DE SALATA VERDE, ESTE INCREDIBIL DE UȘOR ȘI DE AROMAT, FARA ADAOS DE ZAHAR, SARE ȘI SOS DE PEȘTE (BOGAT IN SODIU) CARE FAC DE OBICEI PARTE DIN LISTA DE INGREDIENTE. CU USTUROI, CHILI THAILANDEZ, IARBA DE LAMAIE, COAJA DE LIME, SUC DE LIME, MENTA SI CORIANDRU, NU TREBUIE SA RATATI ACEST PREPARAT.

- 1 lingura ulei de cocos rafinat
- 2 kilograme de pui măcinat (piept slab sau 95% măcinat)
- 8 uncii de ciuperci, tocate fin
- 1 cana ceapa rosie tocata marunt
- 1 până la 2 ardei thailandezi fără semințe și tăiați mărunt (vezi a se sprijini)
- 2 linguri de usturoi tocat
- 2 linguri lemongrass tocata fin*
- ¼ linguriță cuișoare măcinate
- ¼ lingurita piper negru
- 1 lingura coaja de lime rasa fin
- ½ cană suc proaspăt de lămâie
- ⅓ ceasca de frunze de menta proaspata bine impachetate, tocate
- ⅓ cană coriandru proaspăt tocat mărunt, tocat
- 1 cap de salata iceberg, impartita in frunze

1. Încinge uleiul de cocos într-o tigaie foarte mare la foc mediu-mare. Adăugați pui, ciuperci, ceapă, ardei iute, usturoi, lemongrass, cuișoare și piper negru. Gătiți 8 până la 10 minute sau până când puiul este gătit, amestecând cu

o lingură de lemn pentru a rupe carnea în timp ce se gătește. Scurgeți dacă este necesar. Transferați amestecul de pui într-un castron foarte mare. Lăsați să se răcească aproximativ 20 de minute sau până când este puțin mai cald decât temperatura camerei, amestecând din când în când.

2. Adăugați coaja de lămâie, sucul de lămâie, menta și coriandru la amestecul de pui. Serviți pe frunze de salată.

*Sfat: Veți avea nevoie de un cuțit foarte ascuțit pentru a pregăti lemongrass. Tăiați tulpina lemnoasă de la baza tulpinii și frunzele verzi dure din vârful plantei. Îndepărtați cele două straturi exterioare dure. Ar trebui să aveți o bucată de lemongrass de aproximativ 6 inci lungime și de culoare galben deschis. Tăiați tulpina în jumătate pe orizontală, apoi tăiați din nou fiecare jumătate în jumătate. Tăiați fiecare sfert de tulpină foarte subțire.

BURGER DE PUI CU SOS DE CAJU SICHUAN

TEME PENTRU ACASA: Timp de gătire 30 minute: 5 minute Timp de gătire: 14 minute Randament: 4 porții

ULEI DE CHILI OBȚINUT PRIN INCALZIREULEIUL DE MASLINE DE ARDEI ROȘU ZDROBIT POATE FI FOLOSIT ȘI IN ALTE MODURI. FOLOSIȚI-L PENTRU A PRAJI LEGUMELE PROASPETE SAU PENTRU A LE AMESTECA CU ULEI DE CHILI INAINTE DE A LE PUNE PE GRATAR.

- 2 linguri ulei de masline
- ¼ lingurita de ardei rosu macinat
- 2 căni de caju crude și prăjite (vezi a se sprijini)
- ¼ cană ulei de măsline
- ½ cană dovlecel ras
- ¼ cană de arpagic tocat mărunt
- 2 catei de usturoi tocati
- 2 lingurite coaja de lamaie rasa fin
- 2 lingurițe de ghimbir proaspăt ras
- 1 kg piept de pui sau piept de curcan

SOS DE CAJU SICHUAN

- 1 lingura ulei de masline
- 2 linguri de arpagic tocat marunt
- 1 lingura de ghimbir proaspat ras
- 1 linguriță praf de cinci condimente chinezești
- 1 lingurita suc proaspat de lamaie
- 4 frunze de salata verde cret sau unt

1. Pentru uleiul de chili, combinați uleiul de măsline și ardeiul roșu zdrobit într-o cratiță mică. Se încălzește 5 minute la foc mic. Scoateți de pe foc; lasa sa se raceasca.

2. Pentru untul de caju, puneți caju și 1 lingură ulei de măsline într-un blender. Acoperiți și amestecați până devine cremos, oprindu-vă să răzuiți părțile laterale, după cum este necesar, și adăugați ulei de măsline suplimentar, câte 1 lingură, până când toate ¼ de cană sunt folosite și untul este foarte neted; pune deoparte.

3. Într-un castron mare, combinați dovleceii, ceapa primăvară, usturoiul, coaja de lămâie și 2 lingurițe de ghimbir. Adăugați pui măcinat; amesteca bine. Formați amestecul de pui în patru chifle de ½ inch.

4. Pentru un grătar cu cărbune sau pe gaz, puneți prăjiturile direct pe grătarul uns cu ulei la foc mediu-mare. Acoperiți și grătarul timp de 14 până la 16 minute sau până când sunt fierte (165°F). Întoarceți o dată la jumătatea gătitului.

5. Între timp, pentru sos, încălziți uleiul de măsline într-o tigaie mică la foc mediu-mare. Adăugați arpagic și 1 lingură de ghimbir; gătiți la foc mediu-mare timp de 2 minute sau până când ceapa se înmoaie. Adăugați ½ cană de unt de caju (păstrați restul de unt de caju la frigider timp de până la 1 săptămână), ulei de chili, suc de lămâie și pudră de cinci condimente. Gatiti inca 2 minute. Scoateți de pe foc.

6. Așezați empanadas pe frunzele de salată. Stropiți peste el sos.

WRAP TURCESC CU PUI

TEME PENTRU ACASA: 25 de minute Timp de odihnă: 15 minute Timp de gătire: 8 minute Randament: 4 până la 6 porții

„BAHARAT" INSEAMNA PUR ȘI SIMPLU „CONDIMENT" IN ARABA. UN CONDIMENT VERSATIL IN BUCATARIA DIN ORIENTUL MIJLOCIU, ESTE ADESEA FOLOSIT PENTRU A FRECA PEȘTELE, CARNEA DE PASARE ȘI CARNEA, SAU AMESTECAT IN ULEI DE MASLINE ȘI FOLOSIT CA MARINADA PENTRU LEGUME. O COMBINAȚIE DE CONDIMENTE DULCI ȘI CALDE, CUM AR FI SCORȚIȘOARA, CHIMEN, CORIANDRU, CUIȘOARE ȘI BOIA DE ARDEI, IL FAC DEOSEBIT DE AROMAT. ADAUGAREA DE MENTA USCATA ESTE O NOTA TURCEASCA.

- ⅓ ceasca de caise uscate fara sulf, tocate
- ⅓ ceasca de smochine uscate tocate
- 1 lingura ulei de cocos nerafinat
- 1½ kg piept de pui tocat
- 3 căni de praz tocat (numai părți albe și verde deschis) (3)
- ⅔ 1 ardei gras verde și/sau roșu mediu, feliat subțire
- 2 linguri de condimente Baharat (vezi aranjament, mai jos)
- 2 catei de usturoi tocati
- 1 cana rosii fara samburi, tocate (2 medii)
- 1 cană de castraveți fără semințe, tocat (½ mediu)
- ½ cană fistic nesărat, decojit și tocat, prăjit (vezi a se sprijini)
- ¼ ceasca de menta proaspata tocata
- ¼ cană pătrunjel proaspăt tocat
- 8 până la 12 frunze mari de salată verde

1. Puneți caisele și smochinele într-un castron mic. Adăugați ⅔ cană apă clocotită; Lasă să stea 15 minute. Scurgeți, rezervând ½ cană de lichid.

2. Între timp, încălziți uleiul de cocos într-o tigaie foarte mare la foc mediu-mare. Adăugați pui măcinat; Gatiti timp de 3 minute, amestecand cu o lingura de lemn pentru a rupe carnea in timpul fierberii. Adăugați praz, boia de ardei, condimente baharat și usturoi; gătiți și amestecați timp de aproximativ 3 minute sau până când puiul este gătit și ardeiul este fraged. Adăugați caise, smochine, lichid rezervat, roșii și castraveți. Gatiti si amestecati aproximativ 2 minute sau pana rosiile si castravetii incep sa se descompuna. Se adauga fistic, menta si patrunjel.

3. Serviți pui și legume pe frunze de salată.

Condimente Baharat: Într-un castron mic, combinați 2 linguri de boia dulce; 1 lingura de piper negru; 2 lingurițe de mentă uscată, zdrobită mărunt; 2 lingurițe de chimen măcinat; 2 lingurițe de coriandru măcinat; 2 lingurite de scortisoara macinata; 2 lingurițe de cuișoare măcinate; 1 lingurita nucsoara macinata; și 1 linguriță de cardamom măcinat. A se pastra intr-un recipient bine inchis la temperatura camerei. Face aproximativ ½ cană.

PUI SPANIOLI DIN CORNISH

TEME PENTRU ACASA:Gatiti 10 minute: Gatiti 30 minute: 6 minute Randament: 2-3 portii

ACEASTA REȚETA NU AR PUTEA FI MAI UȘOARA„ȘI REZULTATELE SUNT ABSOLUT UIMITOARE. O MULȚIME DE BOIA AFUMATA, USTUROI ȘI LAMAIE ADAUGA MULTA AROMA ACESTOR PASARELE.

- 2 găini Cornish, 1 ½ kg, decongelate dacă sunt congelate
- 1 lingura ulei de masline
- 6 catei de usturoi, tocati
- 2 până la 3 linguri boia dulce afumată
- ¼ până la ½ linguriță de piper cayenne (opțional)
- 2 lămâi, tăiate în sferturi
- 2 linguri patrunjel proaspat tocat (optional)

1. Preîncălziți cuptorul la 375°F. Pentru a scalda puii sălbatici, folosiți foarfece de bucătărie sau un cuțit ascuțit pentru a tăia ambele părți ale liniei fine. Papillon deschide pasărea și taie puiul în jumătate prin stern. Scoateți sferturile posterioare tăind pielea și carnea, separând coapsele de piept. Păstrați aripa și pieptul intacte. Frecați bucățile de găină Cornish cu ulei de măsline. Se presară usturoi tocat.

2. Puneți bucățile de pui, cu pielea în sus, într-o tigaie foarte mare rezistentă la cuptor. Se presară boia afumată și piper cayenne. Stoarce felii de lămâie peste pui; Puneti felii de lamaie in tigaie. Puneți bucățile de pui în tigaie, cu pielea în jos. Acoperiți și gătiți timp de 30 de minute. Scoateți vasul din cuptor.

3. Preîncălziți grătarul. Întoarceți bucățile cu cleștele. Reglați grătarul cuptorului. Grătiți la 4 până la 5 inci de pe foc timp de 6 până la 8 minute, până când pielea devine maro aurie și puiul este gătit (175°F). Stropiți peste el sucuri de gătit. Se presara patrunjel daca se doreste.

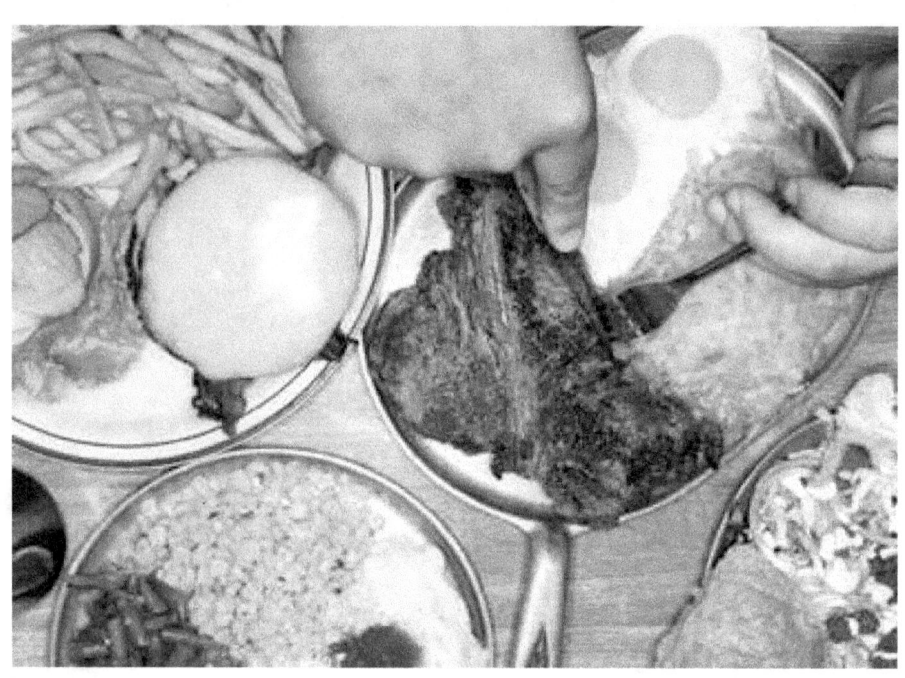

PIEPT DE RATA CU RODIE SI SALATA JICAMA

TEME PENTRU ACASA:15 minute Gatire: 15 minute Randament: 4 portii

TAIAȚI UN MODEL DE DIAMANTGRASIMEA PIEPTULUI DE RAȚA SCURGE GRASIMEA IN TIMPUL GATIRII PIEPTULUI DE RAȚA ASEZONAT CU GARAM MASALA. GRASIMEA SE AMESTECA CU JICAMA, SEMINȚE DE RODIE, SUC DE PORTOCALE ȘI BULION DE VITA ȘI SE FARAMIȚA UȘOR CU LEGUME ASEZONATE.

4 piept de rață Moscovy dezosați (aproximativ 1½ până la 2 kilograme în total)

1 lingura garam masala

1 lingura ulei de cocos nerafinat

2 cani de jicama, curatata si taiata cubulete

½ cană semințe de rodie

¼ cană suc proaspăt de portocale

¼ cană bulion de oase de vită (veziaranjament) sau bulion de vita nesarat

3 cesti de nasturel, tulpinile indepartate

3 căni de andive ras și/sau felii subțiri

1. Folosind un cuțit ascuțit, faceți incizii superficiale în formă de romb la 1 inch (2,5 cm) una de cealaltă în grăsimea pieptului de rață. Presărați garam masala pe ambele părți ale jumătate de sân. Încinge o tigaie foarte mare la foc mediu-înalt. Topiți uleiul de cocos într-o tigaie foarte fierbinte. Puneți jumătățile de piept, cu pielea în jos, într-o cratiță. Gatiti pe partea de piele timp de 8 minute, avand grija sa nu se rumeneasca prea repede (reduceti focul daca este necesar). Întoarceți pieptul de rață; gătiți încă 5 până la 6 minute sau până când un termometru cu citire instantanee introdus în jumătățile de sân arată 145 ° F pentru o coacere medie. Scoateți jumătățile de piept,

păstrând grăsimea în tigaie; Acoperiți cu folie pentru a se menține cald.

2. Pentru vinegretă, adăugați jicama în uleiul de tigaie; gătiți și amestecați la foc mediu timp de 2 minute. Adăugați semințele de rodie, sucul de portocale și bulionul de vită în tigaie. aduceți la fierbere; se ia imediat de pe foc.

3. Pentru salată, combinați cresonul și frisee într-un castron mare. Turnați dressing fierbinte peste legume; arunca la purta.

4. Împărțiți salata în patru farfurii. Tăiați pieptul de rață în felii subțiri și adăugați-l în salate.

FRIPTURA DE CURCAN CU PIURE DE RADACINA DE USTUROI

TEME PENTRU ACASA:1 oră de prăjire: 2 ore 45 minute odihnă: 15 minute Face: 12 până la 14 porții

CAUTAȚI UN CURCAN CARE ARENU S-A INJECTAT SOLUȚIE SALINA. DACA PE ETICHETA SCRIE „IMBUNATAȚIT" SAU „AUTO-INJECTAT", PROBABIL CA ESTE PLIN DE SODIU ȘI ALȚI ADITIVI.

1 curcan, 12 până la 14 lire sterline

2 linguri de condimente mediteraneene (vezi aranjament)

¼ cană ulei de măsline

3 kilograme de morcovi medii, decojiți, tăiați și tăiați la jumătate sau sferturi pe lungime

1 rețetă de pastă de rădăcină de usturoi (vezi aranjament, mai jos)

1. Preîncălziți cuptorul la 425°F. Îndepărtați gâtul și măruntaiele din curcan; Comandați pentru alte utilizări dacă doriți. Îndepărtați ușor pielea de la marginea sânului. Treceți degetele sub piele pentru a crea un buzunar pe piept și pe partea de sus a picioarelor inferioare. Se toarnă 1 lingură de condimente mediteraneene sub piele; Folosește-ți degetele pentru a o întinde uniform pe piept și abdomen. Trageți pielea gâtului înapoi; se prinde cu frigarui. Puneți capetele bețișoarelor sub cureaua de piele de-a lungul cozii. Dacă nu este disponibilă o bandă de piele, legați strâns obrajii tamburului de coadă cu sfoară de bucătărie din bumbac 100%. Bagă vârfurile aripilor sub spate.

2. Puneți pieptul de curcan, cu partea în sus, pe un gratar într-o tigaie foarte mare și puțin adâncă. Unge curcanul cu 2 linguri de ulei. Stropiți curcanul cu condimentele

mediteraneene rămase. Introduceți un termometru pentru carne de cuptor în centrul mușchiului interior al coapsei; termometrul nu trebuie să atingă osul. Acoperiți lejer curcanul cu folie.

3. Grill timp de 30 de minute. Reduceți temperatura cuptorului la 325 ° F. Prăjiți 1 oră și jumătate. Într-un castron foarte mare, combinați morcovii și restul de 2 linguri de ulei; arunca la purta. Întindeți morcovii pe o tavă mare de copt. Scoateți folia de curcan și tăiați o fâșie de piele sau sfoară între coapse. Prăjiți morcovii și curcanul încă 45 de minute până la 1¼ oră sau până când un termometru înregistrează 175 ° F.

4. Scoateți curcanul din cuptor. Pătură; Lăsați să stea 15 până la 20 de minute înainte de a tăia felii. Serviți curcanul cu morcovi și rădăcini de usturoi zdrobite.

Piure de rădăcină de usturoi: tăiați și curățați 3 până la 3½ kilograme napi și 1½ până la 2 kilograme țelină; tăiați în bucăți de 2 inci. Într-o cratiță de 6 litri, gătiți napi și țelină în suficientă apă clocotită cât să se acopere, 25 până la 30 de minute sau până când sunt foarte fragezi. Între timp, într-o cratiță mică, amestecați 3 linguri de ulei extravirgin cu 6-8 căței de usturoi tocați. Se fierbe 5 până la 10 minute sau până când usturoiul este foarte parfumat, dar nu maro. Adăugați cu grijă ¾ de cană bulion de oase de pui (veziaranjament) sau supă de pui fără sare adăugată. aduceți la fierbere; Scoateți de pe foc. Scurgeți legumele și puneți-le înapoi în oală. Se zdrobesc legumele cu un zdrobitor de cartofi sau se bate cu un mixer electric la foc mic. Adăugați ½ linguriță de piper negru. Pasați treptat în piure sau amestecați în bulion până când legumele sunt combinate și aproape netede. Adăugați ¼ de cană suplimentară bulion de oase de pui pentru a obține consistența dorită, dacă este necesar.

PIEPT DE CURCAN UMPLUT CU SOS PESTO SI RUCOLA

TEME PENTRU ACASA:30 minute friptură: 1 oră 30 minute Odihnă: 20 minute
Randament: 6 porții

ACEASTA ESTE PENTRU IUBITORII DE CARNE ALBĂ.ACOLO, PIEPT DE CURCAN CROCANT UMPLUT CU ROSII USCATE LA SOARE, BUSUIOC SI CONDIMENTE MEDITERANEENE. RESTURILE FAC UN PRÂNZ GROZAV.

1 cană de roșii uscate la soare fără sulf (neambalate în ulei)

1 piept de curcan pe jumătate dezosat, 4 kilograme, pe piele

3 lingurițe de condimente mediteraneene (vezi aranjament)

1 cană de frunze de busuioc proaspăt învelite lejer

1 lingura ulei de masline

8 uncii pui de rucola

3 roșii mari, tăiate în jumătate și feliate

¼ cană ulei de măsline

2 linguri de otet de vin rosu

Piper negru

1½ cani pesto de busuioc (vezi aranjament)

1. Preîncălziți cuptorul la 375°F. Într-un castron mic, turnați suficientă apă clocotită peste roșiile uscate la soare pentru a le acoperi. Se lasa sa actioneze 5 minute; clătiți și tăiați mărunt.

2. Asezati pieptul de curcan, cu pielea in jos, pe o bucata mare de folie alimentara. Peste curcan se pune o altă bucată de folie de plastic. Folosind partea plată a unui ciocan de carne, bate ușor pieptul până când este distribuit uniform și aproximativ ¾ inch grosime. Aruncați folie de plastic. Presărați 1½ linguriță de condiment mediteranean peste

carne. Se ornează cu roșii și frunze de busuioc. Rulați ușor pieptul de curcan, eliberând pielea. Utilizați sfoară de bucătărie din bumbac 100% pentru a lega friptura în patru până la șase locuri pentru a o fixa. Ungeți cu 1 lingură de ulei de măsline. Stropiți friptura cu restul de 1½ linguriță de condiment mediteranean.

3. Puneți friptura cu pielea în sus pe un grătar într-un vas puțin adânc. Grătiți neacoperit timp de 1 oră și jumătate sau până când un termometru cu citire instantanee înregistrează 165 °F aproape de centru, iar pielea este maro aurie și crocantă. Scoateți curcanul din cuptor. Acoperiți lejer cu folie; se lasa sa stea 20 de minute inainte de a taia felii.

4. Pentru salata de rucola, într-un castron mare, combinați rucola, roșiile, ¼ cană ulei de măsline, oțet și piper după gust. Scoateți firele din friptură. Tăiați curcanul subțire. Serviți cu o salată de rucola și pesto de busuioc.

PIEPT DE CURCAN CONDIMENTAT CU SOS BBQ DE CIRESE

TEME PENTRU ACASĂ:15 minute de friptură: 1 oră 15 minute de odihnă: 45 de minute
Produce: 6-8 porții

ESTE O RETETA BUNASERVIȚI O MULȚIME LA GRĂTARUL DIN CURTE ATUNCI CÂND DORIȚI SĂ GĂTIȚI MAI MULT DECÂT BURGERI. SERVIȚI CU O SALATĂ CROCANTĂ, CUM AR FI O SALATĂ CROCANTĂ DE BROCCOLI (VEZI<u>ARANJAMENT</u>) SAU SALATĂ DE VARZĂ DE BRUXELLES MĂRUNȚITĂ (VEZI<u>ARANJAMENT</u>).

- 1 piept de curcan întreg cu os, de 4 până la 5 kilograme
- 3 linguri de condimente afumate (vezi<u>aranjament</u>)
- 2 linguri suc proaspăt de lămâie
- 3 linguri de ulei de măsline
- 1 cană de vin alb sec, cum ar fi Sauvignon Blanc
- 1 cană de cireșe Bing proaspete sau congelate, neîndulcite, fără sâmburi și mărunțite
- ⅓ cană de apă
- 1 cană sos BBQ (vezi<u>aranjament</u>)

1. Lăsați pieptul de curcan să se odihnească la temperatura camerei timp de 30 de minute. Preîncălziți cuptorul la 325°F. Puneți pieptul de curcan cu pielea în jos pe un grătar într-o tigaie.

2. Într-un castron mic, amestecați condimentele afumate, sucul de lămâie și uleiul de măsline într-o pastă. Îndepărtați pielea de pe carne; Întindeți ușor jumătate din pastă peste carnea de sub piele. Întindeți restul uniform pe piele. Se toarnă vinul în fundul cuptorului.

3. Prăjiți 1¼ până la 1½ oră sau până când pielea se rumenește și termometrul cu citire instantanee din centrul fripturii (fără atingerea osului) înregistrează 170°F, rotind tigaia la jumătatea gătitului. Lăsați să stea 15 până la 30 de minute înainte de a tăia felii.

4. Între timp, pentru sosul Cherry BBQ, combinați cireșele și apa într-o cratiță medie. aduceți la fierbere; reduce febra. Se fierbe neacoperit timp de 5 minute. se amestecă cu sosul de grătar; Lasă să fiarbă 5 minute. Se serveste fierbinte sau la temperatura camerei cu curcanul.

FILE DE CURCAN CU PAINE DE VIN

TEME PENTRU ACASĂ:30 minute Gatire: 35 minute Randament: 4 portii

GATITI CURCANUL IN TIGAIEAROMĂ GROZAVĂ ÎNTR-UN AMESTEC DE VIN, ROȘII ROM TOCATE, BULION DE PUI, IERBURI PROASPETE ȘI ARDEI ROȘU MĂCINAT. SERVEȘTE ACEST FEL DE MÂNCARE ASEMĂNĂTOARE TOCANEI ÎN BOLURI PUȚIN ADÂNCI CU LINGURI MARI PENTRU A OBȚINE PUȚIN BULION AROMAT LA FIECARE MUȘCĂTURĂ.

2 piept de curcan, de 8 până la 12 uncii, tăiați în bucăți de 1 inch

2 linguri nesarate pentru asezonarea pasarilor

2 linguri ulei de masline

6 catei de usturoi tocati (1 lingura)

1 cană ceapă tocată

½ cană țelină tocată

6 roșii rome, fără semințe și tocate (aproximativ 3 căni)

½ cană de vin alb sec, cum ar fi Sauvignon Blanc

½ cană bulion de oase de pui (veziaranjament) sau bulion de pui nesarat

½ lingurita rozmarin proaspat tocat marunt

¼ până la ½ linguriță de ardei roșu măcinat

½ cană frunze de busuioc proaspăt, tocate

½ cană pătrunjel proaspăt tocat

1. Într-un castron mare, aruncați bucățile de curcan cu condimentele de pui pentru a le acoperi. Încinge 1 lingură de ulei de măsline într-o tigaie antiaderență foarte mare la foc mediu-mare. Se prăjește curcanul în șarje în uleiul încins până se rumenește pe toate părțile. (Curcanul nu trebuie gătit.) Transferați pe o farfurie și păstrați la cald.

2. Adăugați în tigaie lingura rămasă de ulei de măsline. Creșteți căldura la mediu-mare. adauga usturoiul; Gatiti si

amestecati 1 minut. adăugați ceapa și țelina; Gatiti si amestecati 5 minute. Adăugați curcan și picături de grăsime, roșii, vin, bulion de oase de pui, rozmarin și ardei roșu măcinat. Reduceți căldura la mediu-scăzut. Acoperiți și gătiți timp de 20 de minute, amestecând din când în când. Adauga busuioc si patrunjel. Descoperiți și gătiți încă 5 minute sau până când curcanul nu mai este roz.

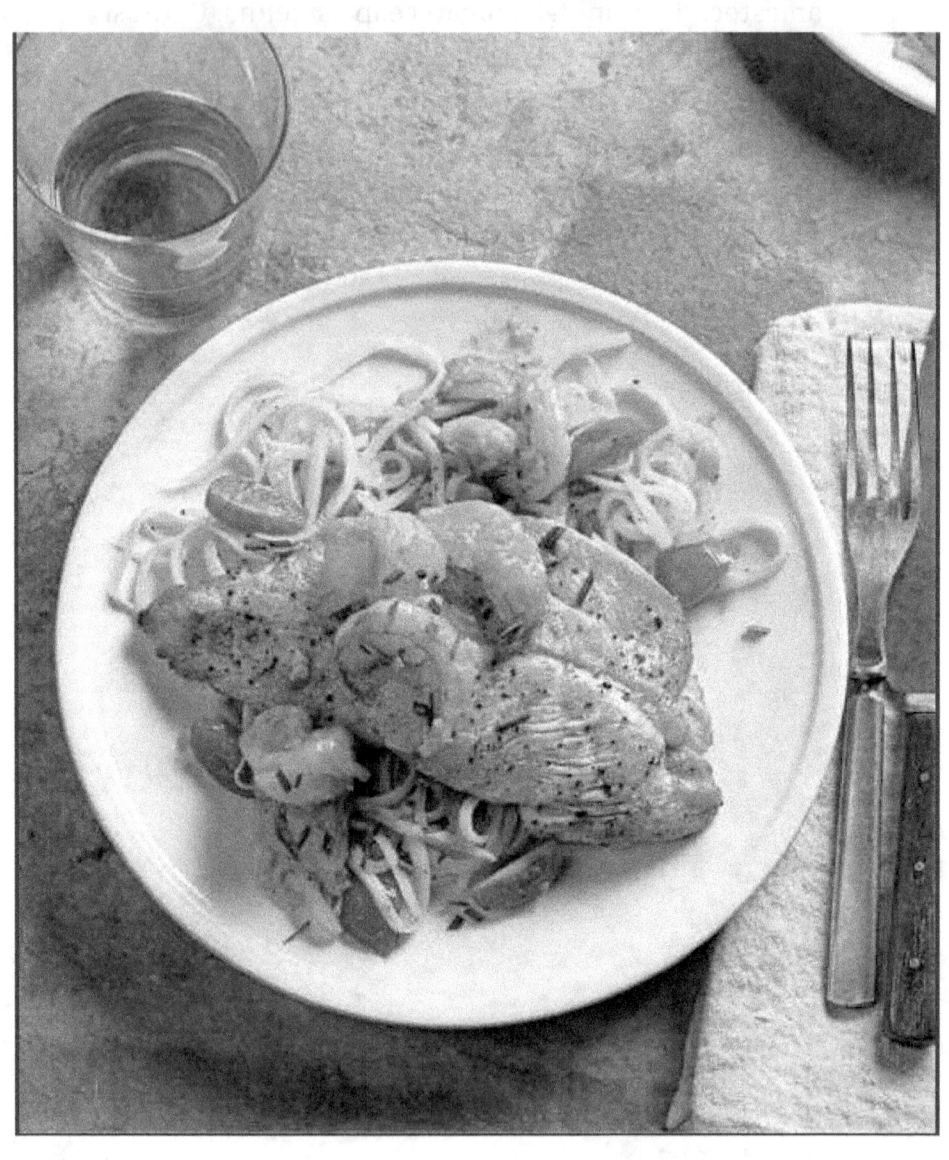

PIEPT DE CURCAN PRĂJIT CU ARPAGIC ȘI SOS DE CREVEȚI

TEME PENTRU ACASĂ: 30 minute Gatire: 15 minute Randament: 4 portii FRICOS

TĂIAȚI PIEPTUL DE CURCAN ÎN JUMĂTATEPE ORIZONTALĂ CÂT MAI UNIFORM POSIBIL, APĂSAȚI UȘOR CU PALMA ȘI APLICAȚI O PRESIUNE UNIFORMĂ ÎN TIMP CE TĂIAȚI CARNEA.

¼ cană ulei de măsline

2 piept de curcan, de 8 până la 12 uncii, tăiați la jumătate pe orizontală

¼ de lingurita piper negru proaspat macinat

3 linguri de ulei de măsline

4 catei de usturoi, tocati

8 uncii de creveți medii, curățați și devenați, cozile îndepărtate, tăiate la jumătate pe lungime

¼ cană vin alb uscat, bulion de oase de pui (vezi aranjament) sau bulion de pui nesarat

2 linguri de arpagic proaspat, taiat fasii

½ lingurita coaja de lamaie rasa fin

1 lingura suc proaspat de lamaie

Fidea de dovleac și roșii (vezi aranjament, mai jos) (opțional)

1. Încinge 1 lingură de ulei de măsline într-o tigaie mare la foc mediu-mare. Adăugați curcanul în tigaie; se presară cu piper. Reduceți căldura la mediu. Coaceți 12 până la 15 minute sau până când nu mai sunt roz și sucurile curg limpede (165°F). Întoarceți o dată la jumătatea gătitului. Scoateți fileul de curcan din tigaie. Acoperiți cu folie pentru a se menține cald.

2. Pentru sos, în aceeași tigaie, încălziți 3 linguri de ulei la foc mediu-mare. adauga usturoiul; Se fierbe 30 de secunde. adăugați creveții; Gatiti si amestecati 1 minut. Se adauga

vinul, ceapa primavara si coaja de lamaie; gătiți și amestecați încă 1 minut sau până când creveții devin opace. Scoateți de pe foc; Adăugați sucul de lămâie. Turnați sosul peste fileurile de curcan pentru a servi. Serviți cu tăiței de dovleac și roșii, dacă doriți.

Paste cu dovleac și roșii: Cu o mandolină sau un curățător julienne, tăiați 2 dovlecei galbeni în fâșii julienne. Într-o tigaie mare, încălziți 1 lingură de ulei de măsline extravirgin la foc mediu-mare. adăugați fâșii de dovleac; Se fierbe 2 minute. Adăugați 1 cană de roșii struguri tăiate în sferturi și ¼ de linguriță de piper negru proaspăt măcinat; Gatiti inca 2 minute sau pana cand dovleceii sunt crocante.

FRIPTURĂ DE CURCAN CU RĂDĂCINĂ

TEME PENTRU ACASĂ:30 minute Timp de gătire: 1 oră 45 minute Randament: 4 porții

ACESTA ESTE UNUL DINTRE ACELE FELURI DE MÂNCARE.VREI SĂ FACI ÎNTR-O DUPĂ-AMIAZĂ RĂCOROASĂ DE TOAMNĂ CÂND AI TIMP SĂ IEȘI LA O PLIMBARE ÎN TIMP CE FIERBE ÎN CUPTOR. DACĂ EXERCIȚIILE FIZICE NU ÎȚI TREZESC APETITUL, CU SIGURANȚĂ MIROSUL MINUNAT AL CĂLĂTORIEI TALE SPRE CASĂ VA FACE BINE.

- 3 linguri de ulei de măsline
- 4 pulpe de curcan, 20-24 oz
- ½ linguriță piper negru proaspăt măcinat
- 6 catei de usturoi, curatati si tocati
- 1½ linguriță de semințe de fenicul măcinate
- 1 lingurita iarba intreaga, zdrobita*
- 1½ cani supa de oase de pui (vezi aranjament) sau bulion de pui nesarat
- 2 crengute de rozmarin proaspat
- 2 crengute de cimbru proaspat
- 1 frunză de dafin
- 2 cepe mari, curatate de coaja si taiate in cate 8 felii
- 6 morcovi mari, curățați și tăiați în felii de 1 inch
- 2 sfecle mari, decojite și tăiate în cuburi de 1 inch
- 2 păstârnac medii, curățați și tăiați în felii de 1 inch (2,5 cm)**
- 1 țelină, curățată și tăiată în bucăți de 1 inch

1. Preîncălziți cuptorul la 350°F. Într-o tigaie mare, încălziți uleiul de măsline la foc mediu-mare până se fierbe. Adăugați 2 pulpe de curcan. Coaceți aproximativ 8 minute sau până când bețișoarele sunt rumenite și crocante pe toate părțile și încep să se rumenească uniform. Pe o farfurie se aseaza betisoarele de curcan; Repetați cu celelalte 2 pulpe de curcan. Pune deoparte.

2. Adăugați în tigaie ardeiul, usturoiul, semințele de fenicul și ierburile. Gatiti si amestecati la foc mediu-mare timp de 1-2 minute sau pana cand se simte parfumat. Adăugați bulion de oase de pui, rozmarin, cimbru și foi de dafin. Aduceți la fierbere și amestecați pentru a răzui bucățile maro de pe fundul cratiței. Scoateți tigaia de pe foc și lăsați deoparte.

3. Într-un cuptor olandez mare, cu un capac etanș, combinați ceapa, morcovii, napii, păstârnacul și țelina. adăugați lichidul din tigaie; arunca la purta. Apăsați pulpele de curcan în amestecul de legume. Inchis cu un capac.

4. Gatiti aproximativ 1 ora 45 de minute sau pana cand legumele sunt fragede si curcanul este fiert. Serviți curcanul și legumele în boluri mari și puțin adânci. Stropiți peste el sucuri de gătit.

*Sfat: Pentru a toca semințele de ienibahar și de fenicul, puneți semințele pe o masă de tăiat. Apăsați cu partea plată a cuțitului de bucătar pentru a zdrobi ușor semințele.

**Sfat: tăiați bucățile mari din partea de sus a păstârnacului.

FRIPTURĂ DE CURCAN CU IERBURI, SOS DE CEAPĂ CARAMELIZATĂ ȘI BARCUȚE CU VARZĂ PRĂJITĂ

TEME PENTRU ACASĂ:Fierbe 15 minute: Gatiti 30 minute: 1 ora 10 minute Odihna: 5 minute Randament: 4 portii

CLASICA FRIPTURĂ CU KETCHUP ESTE ÎNTR-ADEVĂRÎN MENIUL PALEO DACĂ KETCHUP (VEZI ARANJAMENT) NU CONȚINE SARE ȘI ZAHĂR ADĂUGATE. AICI, SOSUL DE ROȘII ESTE AMESTECAT CU CEAPA CARAMELIZATĂ CARE ESTE ÎNGRĂMĂDITĂ DEASUPRA CHIFLEI DE CARNE ÎNAINTE DE COACERE.

1½ kilograme de curcan măcinat

2 oua, batute usor

½ cană făină de migdale

⅓ cană pătrunjel proaspăt tocat

¼ cană ceapă roșie feliată subțire (2)

1 lingura de salvie proaspata rasa sau 1 lingurita de salvie uscata macinata

1 lingura de cimbru proaspat ras sau 1 lingurita de cimbru uscat, zdrobit

¼ lingurita piper negru

2 linguri ulei de masline

2 cepe dulci, tăiate în jumătate și feliate subțiri

1 cană paleo ketchup (vezi aranjament)

1 varză mică, tăiată în jumătate, fără sămânță și tăiată în 8 felii

½ până la 1 linguriță de ardei roșu măcinat

1. Preîncălziți cuptorul la 350°F. Tapetați o tavă mare cu hârtie de copt; pune deoparte. Într-un castron mare, combinați curcanul măcinat, oul, făina de migdale, pătrunjelul, arpagicul, salvie, cimbru și piper negru. Pe foaia de copt pregătită, modelați amestecul de curcan într-o tavă de 8 × 4 inci. Coaceți 30 de minute.

2. Între timp, pentru sosul de roşii caramelizat, încălziţi 1 lingură ulei de măsline într-o tigaie mare la foc mediu-mare. se adauga ceapa; Gatiti aproximativ 5 minute sau pana cand ceapa incepe sa se rumeneasca, amestecand des. Reduceţi căldura la mediu-scăzut; Coaceţi aproximativ 25 de minute sau până când devine maro auriu şi foarte fraged, amestecând din când în când. Scoateţi de pe foc; adăugaţi paleo ketchup.

3. Stropiţi peste pâinea de curcan nişte sos de roşii caramelizate. Aşezaţi feliile de varză în jurul pâinii. Se amestecă varza cu lingura rămasă de ulei de măsline; se presară cu ardei roşu măcinat. Coaceţi aproximativ 40 de minute sau până când un termometru cu citire instantanee introdus în centrul beţei indică 165°F, ungeţi cu ceapa caramelizată şi sosul de roşii, răsturnând feliile de varză după 20 de minute. Lăsaţi chiftelul de curcan să se odihnească timp de 5-10 minute înainte de a tăia felii.

4. Serviţi chiftelul de curcan cu feliile de varză rămase şi sosul de roşii caramelizat.

TURCIA POSOLE

TEME PENTRU ACASĂ:20 de minute de prăjire: 8 minute de gătire: 16 minute Se obține: 4 porții

INGREDIENTELE ACESTEI SUPE MEXICANE PICANTESUNT MAI MULT DECÂT GARNITURI. CORIANDRUL ADAUGĂ O AROMĂ DISTINCTIVĂ, AVOCADO ADAUGĂ CREMOSITATE, IAR SEMINȚELE DE DOVLEAC PRĂJITE ADAUGĂ O CROSTANȚĂ DELICIOASĂ.

8 roșii proaspete

1¼ până la 1½ kilograme de curcan măcinat

1 ardei gras rosu, fara samburi si taiat fasii subtiri

½ cana ceapa tocata (1 medie)

6 catei de usturoi tocati (1 lingura)

1 lingură condiment mexican (vezi aranjament)

2 căni de bulion de oase de pui (vezi aranjament) sau bulion de pui nesarat

1 conserve (14,5 uncii) de roșii prăjite la foc nesărate, nescurcate

1 ardei jalapeño sau serrano, fără semințe și tocat (vezi a se sprijini)

1 avocado mediu, tăiat la jumătate, curățat de coajă, fără semințe și feliat subțire

¼ cană semințe de dovleac nesărate, prăjite (vezi a se sprijini)

¼ cană coriandru proaspăt, tocat

Felii de lămâi

1. Preîncălziți grătarul. Curățați și aruncați roșiile. Spălați și tăiați roșiile în jumătate. Puneți jumătățile de tomate pe un grătar neîncălzit într-o tigaie. Grătiți la 4 până la 5 inci de pe foc timp de 8 până la 10 minute sau până când se carbonizează ușor, întorcându-se o dată la jumătatea gătitului. Lasam sa se raceasca putin in tava pe gratar.

2. Între timp, într-o tigaie mare, fierbeți curcanul, ardeii și ceapa la foc mediu-mare timp de 5 până la 10 minute, sau

până când curcanul se rumenește și legumele sunt fragede, răsturnând amestecând cu o lingură de lemn pentru a rupe carnea. pe măsură ce mergi. se gătește. Dacă este necesar, scurgeți grăsimea. Adăugați usturoiul și condimentele mexicane. Gatiti si amestecati inca 1 minut.

3. Combinați aproximativ două treimi din roșiile carbonizate într-un blender și 1 cană bulion de oase de pui. Acoperiți și amestecați până se omogenizează. Adăugați amestecul de curcan în tigaie. Adăugați 1 cană bulion de oase de pui, roșii nescurcate și chili. Tocați grosier roșiile rămase; se adaugă la amestecul de curcan. aduceți la fierbere; reduce febra. Acoperiți și gătiți la foc mic timp de 10 minute.

4. Pentru a servi, puneți supa în boluri puțin adânci. Se ornează cu avocado, ardei și coriandru. Puneți feliile de lămâie pe supă pentru a le stoarce.

BULION DE OASE DE PUI

TEME PENTRU ACASĂ: Prăjire 15 minute: Se fierbe 30 de minute: 4 ore Se lasă la frigider: peste noapte Produce: aproximativ 10 căni

PENTRU CEA MAI BUNĂ DEGUSTARE, CEA MAI PROASPĂTĂ ŞI MAI BOGATĂCONŢINUTUL DE NUTRIENŢI: FOLOSIŢI BULION DE PUI DE CASĂ ÎN REŢETELE DVS. (DE ASEMENEA, NU CONŢINE SARE, CONSERVANŢI SAU ADITIVI). PRĂJIREA OASELOR ÎNAINTE DE GĂTIRE ÎMBUNĂTĂŢEŞTE AROMA. CÂND SUNT GĂTITE LENT ÎN LICHID, OASELE ÎMBOGĂŢESC BULIONUL CU MINERALE PRECUM CALCIU, FOSFOR, MAGNEZIU ŞI POTASIU. URMĂTOAREA VARIANTĂ DE GĂTIT LENTĂ ÎL FACE DEOSEBIT DE UŞOR. CONGELAŢI-L ÎN RECIPIENTE DE 2 ŞI 4 CĂNI ŞI DEZGHEŢAŢI DOAR CEEA CE AVEŢI NEVOIE.

- 2 kilograme de aripioare de pui şi muschii
- 4 morcovi, tocaţi
- 2 praz mare, doar părţi albe şi verde pal, feliate subţiri
- 2 tulpini de telina cu frunze, tocate grosier
- 1 pastarnac, tocat grosier
- 6 crengute mari de patrunjel italian (plate)
- 6 crengute de cimbru proaspat
- 4 căţei de usturoi, tăiaţi la jumătate
- 2 linguriţe boabe întregi de piper negru
- 2 cuişoare întregi
- Apă rece

1. Preîncălziţi cuptorul la 425°F. Aşezaţi aripioarele de pui şi muschiul pe o foaie mare de copt; Prăjiţi timp de 30 până la 35 de minute sau până când devine maro auriu.

2. Transferaţi bucăţile de pui rumenite şi orice bucăţi rumenite care s-au acumulat pe foaia de copt într-o cratiţă

mare. Adăugați morcovi, praz, țelină, păstârnac, pătrunjel, cimbru, usturoi, boabe de piper și cuișoare. Într-o cratiță mare, adăugați suficientă apă rece (aproximativ 12 căni) pentru a acoperi puiul și legumele. Se aduce la fiert la foc mediu; Reglați căldura astfel încât bulionul să fiarbă foarte încet și bulele să se ridice la suprafață. Acoperiți și gătiți la foc mic timp de 4 ore.

3. Strecurați bulionul fierbinte printr-o strecurătoare mare căptușită cu două straturi de pânză de brânză umedă 100% bumbac. Aruncați solidele. Se acoperă bulionul și se da la frigider peste noapte. Înainte de utilizare, îndepărtați stratul de grăsime de pe partea de sus a bulionului și aruncați-l.

Sfat: Pentru a clarifica bulionul (opțional), combinați 1 albuș de ou, 1 coajă de ou zdrobită și ¼ de cană de apă rece într-un castron mic. Se amestecă amestecul în bulionul strecurat într-o cratiță. Se aduce din nou la fiert. Scoateți de pe foc; Lasă să stea 5 minute. Se strecoară bulionul fierbinte printr-o sită căptușită cu un strat dublu proaspăt de stofă de bumbac 100%. Se răcește și se degresează înainte de utilizare.

Instrucțiuni pentru aragazul lent: Pregătiți ingredientele conform instrucțiunilor, cu excepția pasului 2 și puneți ingredientele într-o oală lentă de 5-6 litri. Acoperiți și gătiți la foc mic timp de 12 până la 14 ore. Procedați așa cum este descris la pasul 3. Se face aproximativ 10 căni.

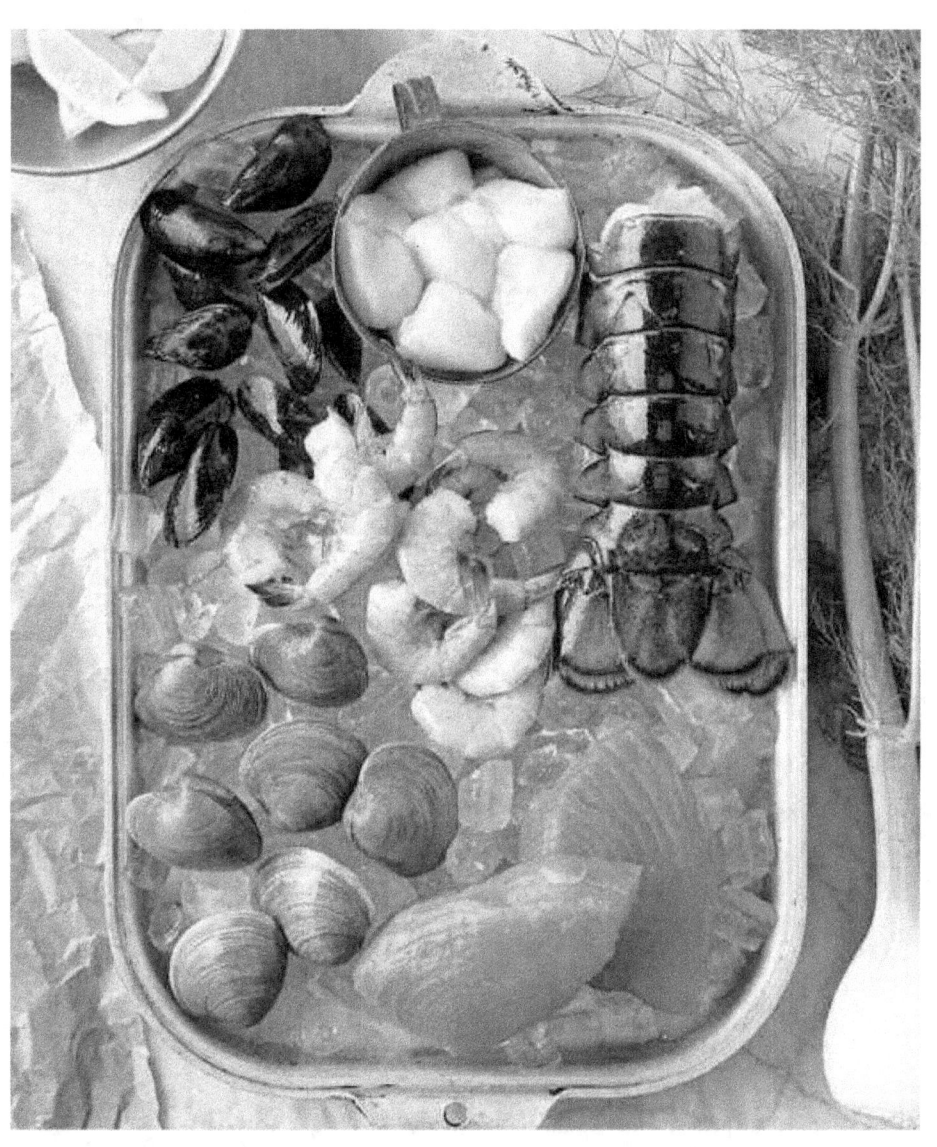

SOMON HARISSA VERDE

TEME PENTRU ACASĂ: Gatire 25 minute: 10 minute Gratare: 8 minute Randament: 4 portii FRICOS

SE FOLOSEȘTE UN CURĂȚĂTOR DE LEGUME OBIȘNUIT. PENTRU TĂIEREA SPARANGHELULUI PROASPĂT CRUD ÎN FÂȘII SUBȚIRI PENTRU SALATE. TOATE STROPITE CU O VINEGRETĂ UȘOARĂ DE CITRICE (VEZI ARANJAMENT) ȘI ORNAT CU SEMINȚE DE FLOAREA SOARELUI PRĂJITE ȘI AFUMATE, ÎNSOȚEȘTE SOMONUL RĂCORITOR ȘI UN SOS ACIDULAT DE IERBURI VERZI.

SOMON

4 fileuri de somon proaspete sau congelate fără piele, de 6 până la 8 uncii, de aproximativ 1 inch grosime

ulei de masline

HARISSA

1½ linguriță de chimen

1½ linguriță de semințe de coriandru

1 cană frunze de pătrunjel proaspăt bine împachetate

1 cană coriandru proaspăt tocat grosier (frunze și tulpini)

2 jalapeños, fără semințe și tocate grosier (vezi a se sprijini)

1 ceapa primavara, tocata

2 catei de usturoi

1 lingurita coaja de lamaie rasa fin

2 linguri suc proaspăt de lămâie

⅓ cană ulei de măsline

SEMINTE DE FLOAREA SOARELUI ASEZONATE

⅓ cană semințe crude de floarea soarelui

1 lingurita ulei de masline

1 linguriță de condimente pentru tămâie (vezi aranjament)

SALATĂ
12 sulițe mari de sparanghel, tăiate (aproximativ 1 kg)
⅓ cană de vinaigretă ușoară de citrice (vezi aranjament)

1. Decongelati pestele daca este congelat; se usucă cu un prosop de hârtie. Ungeți ușor ambele părți ale peștelui cu ulei de măsline. Pune deoparte.

2. Pentru harissa, prăjiți semințele de chimen și coriandru într-o tigaie mică la foc mediu-mare timp de 3-4 minute, sau până când sunt ușor prăjite și parfumate. Într-un robot de bucătărie, combinați semințele de chimen și coriandru prăjite, pătrunjelul, coriandru, jalapeños, ceapa primăvară, usturoiul, coaja de lămâie, sucul de lămâie și uleiul de măsline. Lucrați ușor. Pune deoparte.

3. Pentru semințele picante de floarea soarelui, preîncălziți cuptorul la 300°F. Tapetați o foaie de copt cu hârtie de copt; pune deoparte. Combinați semințele de floarea soarelui și 1 linguriță de ulei de măsline într-un castron mic. Presărați mirodeniile de afumat peste semințe; arunca la purta. Întindeți semințele de floarea soarelui uniform pe hârtie de copt. Coaceți aproximativ 10 minute sau până când se prăjește ușor.

4. Pentru un grătar cu cărbune sau pe gaz, așezați somonul direct pe un grătar de gătit uns cu unsoare la foc mediu-mare. Acoperiți și grătarul timp de 8 până la 12 minute sau până când peștele începe să se descuie când este testat cu furculița, întorcându-l o dată la jumătatea grătarului.

5. Între timp, folosiți un curățător de legume pentru a tăia sparanghelul în fâșii lungi și subțiri pentru salată. Puneți

într-un bol sau farfurie medie. (Vărfurile se vor rupe pe măsură ce tulpinile se subțiază, transferați într-o farfurie sau bol.) Stropiți vinaigretă ușoară de citrice peste tulpinile ras. Stropiți cu semințe de floarea soarelui asezonate.

6. Pentru a servi, asezati cate un file pe fiecare din cele patru farfurii; o lingură de harissa verde pe file. Se serveste cu o salata de sparanghel ras.

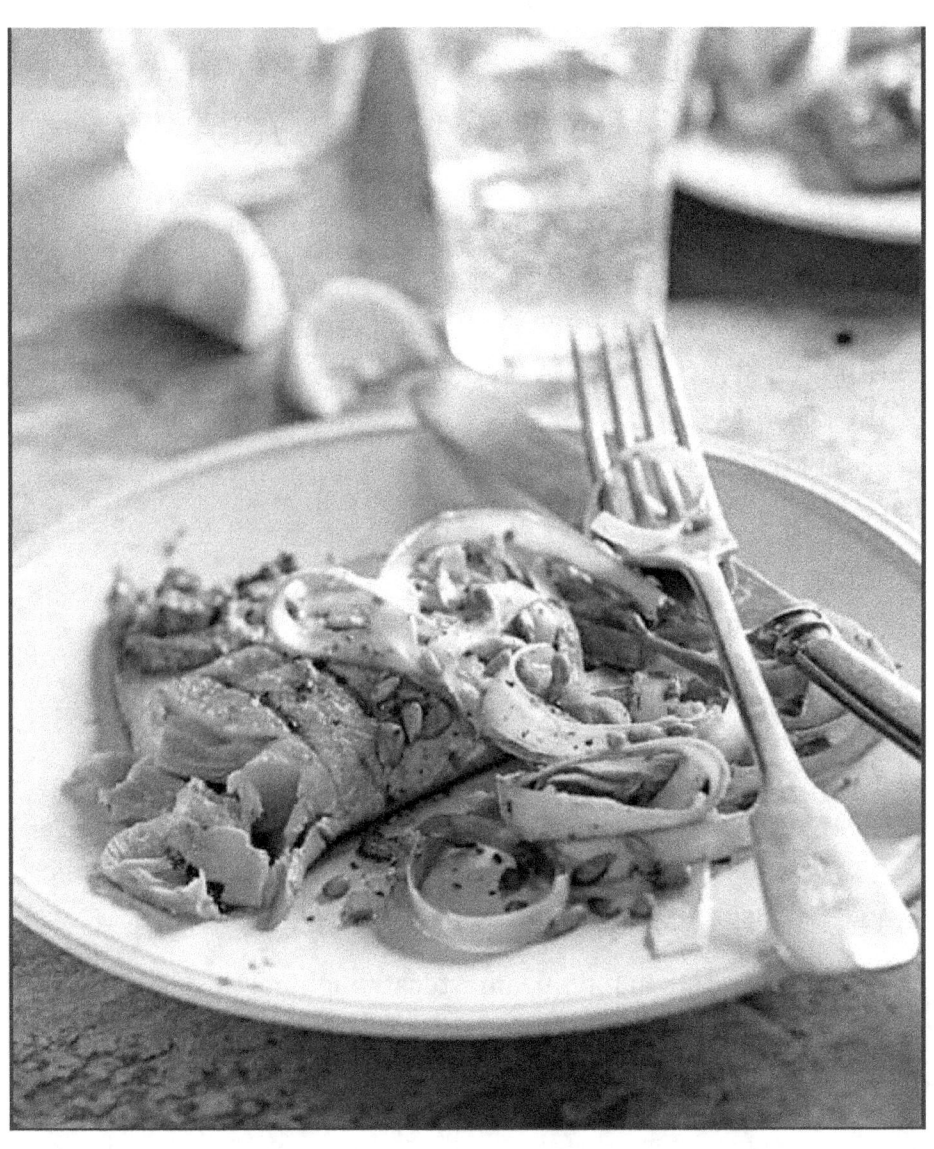

SOMON LA GRATAR CU SALATA DE ANGHINARE MARINATA

TEME PENTRU ACASĂ: Gratar timp de 20 de minute: 12 minute face: 4 portii

ADESEA CELE MAI BUNE INSTRUMENTE PENTRU PREPARAREA SALATEICEL MAI BINE ESTE SĂ AMESTECAȚI UNIFORM LEGUMELE ȘI ANGHINAREA LA GRĂTAR ÎN ACEASTĂ SALATĂ, CU MÂINILE CURATE.

- 4 fileuri de somon, proaspete sau congelate, 6 uncii
- 1 pachet (9 uncii) inimioare de anghinare congelate, dezghețate și scurse
- 5 linguri de ulei de măsline
- 2 linguri de salota tocata
- 1 lingura coaja de lamaie rasa fin
- ¼ cană suc proaspăt de lămâie
- 3 linguri de oregano proaspăt, tăiat fâșii
- ½ linguriță piper negru proaspăt măcinat
- 1 lingură de condimente mediteraneene (vezi aranjament)
- 1 pachet 5 oz salată verde mixtă

1. Dezghețați peștele atunci când este congelat. clătiți peștele; se usucă cu un prosop de hârtie. Rezervați peștele.

2. Într-un castron mediu, amestecați anghinarea cu 2 linguri de ulei de măsline; pune deoparte. Într-un castron mare, combinați 2 linguri de ulei de măsline, eșalotă, coaja de lămâie, sucul de lămâie și oregano; pune deoparte.

3. Pentru un grătar cu cărbune sau pe gaz, puneți inimile de anghinare într-un coș de grătar și gătiți direct la foc mediu-mare. Acoperiți și grătarul timp de 6 până la 8 minute sau până când se carbonizează și se încălzește, amestecând frecvent. Scoateți anghinarea de pe grătar. Se

lasa la racit 5 minute, apoi se adauga anghinarea in amestecul de salota. Piper; arunca la purta. Pune deoparte.

4. Ungeți somonul cu lingura rămasă de ulei de măsline; Stropiți cu condimente mediteraneene. Puneți somonul, cu partea condimentată în jos, direct pe grătar la foc mediu-mare. Acoperiți și grătarul timp de 6 până la 8 minute sau până când peștele începe să se descuie când este testat cu furculița, întorcându-l ușor o dată la jumătatea gătitului.

5. Puneti in bol salata de anghinare marinata; Agitați ușor pentru a acoperi. Serviți salata cu somon la grătar.

SOMON CU SALVIE CU ARDEI IUTE LA OALĂ CU SALSA DE ROȘII VERZI

TEME PENTRU ACASĂ:35 de minute Rece: 2 până la 4 ore Friptură: 10 minute Produce: 4 porții

„PRĂJIREA RAPIDĂ" SE REFERĂ LA TEHNICĂSE INCINGE O TIGAIE USCATA LA CUPTOR LA FOC IUTE, SE ADAUGA PUTIN ULEI SI PESTELE, PUIUL SAU CARNEA (FOARAIE!) APOI SE TERMINA VASUL LA CUPTOR. PRĂJIREA ÎN ADÂNCIME SCURTEAZĂ TIMPUL DE GĂTIRE ȘI CREEAZĂ O CRUSTĂ MINUNAT DE CROCANTĂ LA EXTERIOR ȘI UN INTERIOR SUCULENT ȘI AROMAT.

SOMON

- 4 fileuri de somon proaspăt sau congelat, 5 până la 6 uncii
- 3 linguri de ulei de măsline
- ¼ cana ceapa tocata marunt
- 2 catei de usturoi, curatati si taiati felii
- 1 lingura coriandru macinat
- 1 lingurita chimen macinat
- 2 lingurite boia dulce
- 1 lingurita oregano uscat, zdrobit
- ¼ lingurita de piper cayenne
- ⅓ cană suc proaspăt de lămâie
- 1 lingura de salvie proaspata taiata fasii

KETCHUP VERDE

- 1½ cani de rosii verzi taiate cubulete
- ⅓ cana ceapa rosie tocata marunt
- 2 linguri coriandru proaspăt, tăiat fâșii
- 1 jalapeño, fără semințe și tocat (vezi a se sprijini)
- 1 catel de usturoi tocat

½ linguriță de chimen măcinat
¼ linguriță de pudră de chilli
2 până la 3 linguri de suc proaspăt de lămâie

1. Dezghețați peștele atunci când este congelat. clătiți peștele; se usucă cu un prosop de hârtie. Rezervați peștele.

2. Pentru piureul de Chili Salvíma, combinați 1 lingură de ulei de măsline, ceapa și usturoiul într-o cratiță mică. Se fierbe la foc mic timp de 1-2 minute sau până când este parfumat. adăugați coriandru și chimen; Gatiti si amestecati 1 minut. Adăugați boia de ardei, oregano și ardei cayenne; Gatiti si amestecati 1 minut. adăugați suc de lămâie și salvie; gătiți, amestecând, timp de aproximativ 3 minute sau până se formează o pastă netedă; rece.

3. Folosind degetele, ungeți ambele părți ale fileurilor cu pasta de chili salvie. Puneți peștele într-un borcan sau castron care nu răspunde; acoperiți strâns cu folie de plastic. Dați la frigider pentru 2 până la 4 ore.

4. Între timp, pentru sos, combinați roșiile, ceapa, coriandru, jalapeño, usturoi, chimen și praf de chili într-un castron mediu. Se amestecă bine pentru a se combina. Stropiți cu suc de lămâie; arunca la purta.

4. Folosind o spatulă de cauciuc, răzuiți cât mai mult din pastă de pe somon. Aruncați aluatul.

5. Pune o tigaie foarte mare din fontă în cuptor. Preîncălziți cuptorul la 500°F. Preîncălziți cuptorul cu o grătar.

6. Scoateți tigaia fierbinte din cuptor. Adăugați 1 lingură de ulei de măsline în tigaie. Înclinați tigaia pentru a acoperi

fundul tigaii cu ulei. Puneți fileurile în tigaie, cu pielea în jos. Ungeți blatul fileurilor cu lingura rămasă de ulei de măsline.

7. Somonul la grătar timp de aproximativ 10 minute sau până când peștele începe să se descuie când este testat cu o furculiță. Serviți peștele cu sosul.

SOMON PRĂJIT ȘI SPARANGHEL ÎN PAPILLOTE CU PESTO DE LĂMÂIE ȘI ALUNE

TEME PENTRU ACASĂ:20 minute Prajire: 17 minute Randament: 4 portii

A GĂTI ÎN PAPILLOTE ÎNSEAMNĂ PUR ȘI SIMPLU A GĂTI PE HÂRTIE.ESTE UN MOD FRUMOS DE A GĂTI DIN MULTE MOTIVE. PEȘTELE ȘI LEGUMELE SUNT GĂTITE LA ABUR ÎN FOLII DE FOLIE, BLOCÂND SUCURI, AROME ȘI NUTRIENȚI, ȘI NU EXISTĂ OALE SAU TIGĂI DE SPĂLAT DUPĂ ACEEA.

 4 fileuri de somon, proaspete sau congelate, 6 uncii
 1 cană frunze de busuioc proaspăt zdrobite ușor
 1 cana de frunze de patrunjel proaspat impachetate
 ½ cană alune prăjite*
 5 linguri de ulei de măsline
 1 lingurita coaja de lamaie rasa fin
 2 linguri suc proaspăt de lămâie
 1 catel de usturoi tocat
 1 kilogram de sparanghel fin, tăiat
 4 linguri de vin alb sec

1. Dezghețați somonul dacă este congelat. clătiți peștele; se usucă cu un prosop de hârtie. Preîncălziți cuptorul la 400°F.

2. Pentru pesto, intr-un blender sau robot de bucatarie, se paseaza busuiocul, patrunjelul, alunele, uleiul de masline, coaja de lamaie, zeama de lamaie si usturoiul. Acoperiți și amestecați sau procesați până la omogenizare; pune deoparte.

3. Tăiați patru pătrate de 12 inci din hârtie de pergament. Pentru fiecare papillote, puneți un file de somon în centrul pătratului de hârtie de pergament. Acoperiți cu un sfert din vârfurile de sparanghel și 2-3 linguri de pesto; Stropiți cu 1 lingură de vin. Luați două părți opuse ale hârtiei de pergament și pliați-le de câteva ori peste pește. Îndoiți capetele pergamentului pentru a sigila. Repetați procesul pentru a face încă trei pachete.

4. Prăjiți 17 până la 19 minute sau până când peștele începe să se fulg când este testat cu furculița (deschideți ușor ambalajul pentru a verifica starea de gătit).

*Sfat: Pentru a prăji alunele, preîncălziți cuptorul la 350°F. Întindeți nucile într-un singur strat într-o caserolă puțin adâncă. Coaceți 8 până la 10 minute sau până când se prăjește ușor, amestecând o dată pentru o rumenire uniformă. Răciți puțin nucile. Puneți nucile calde pe un prosop curat de bucătărie; Frecați cu prosopul pentru a îndepărta pielea liberă.

SOMON PICANT CU CIUPERCI ȘI SOS DE MERE

DE LA INCEPUT LA SFARSIT :40 minute face: 4 portii

TOT ACEST FILE DE SOMONACOPERIT CU UN AMESTEC DE CIUPERCI SOTATE, EȘALOTA, MERE FELIATE CU FARD ROȘU ȘI SERVIT PE UN PAT DE SPANAC VERDE STRALUCITOR, ACESTA ESTE UN PREPARAT ELEGANT PENTRU OASPEȚI.

1 1½ kg file de somon întreg, proaspăt sau congelat, pe piele
1 lingurita de seminte de fenicul macinate fin*
½ linguriță de salvie uscată, zdrobită
½ lingurita coriandru macinat
¼ linguriță de muștar uscat
¼ lingurita piper negru
2 linguri ulei de masline
1½ cani de ciuperci cremini proaspete, taiate in patru
1 șalotă medie, feliată foarte subțire
1 măr mic de gătit, tăiat în sferturi, fără miez și feliat subțire
¼ cană de vin alb sec
4 căni de spanac proaspăt
Crengute de salvie proaspata (optional)

1. Dezghețați somonul dacă este congelat. Preîncălziți cuptorul la 425°F. Tapetați o tavă mare de copt cu hârtie de copt; pune deoparte. clătiți peștele; se usucă cu un prosop de hârtie. Puneți somonul, cu pielea în jos, pe tava de copt pregătită. Într-un castron mic, combinați semințele de fenicul, ½ linguriță de salvie uscată, coriandru, muștar și piper. Se întinde uniform peste somon; frecați cu degetele.

2. Măsurați grosimea peștelui. Prăjiți somonul cu o grosime de ½ inch, 4 până la 6 minute, sau până când peștele începe să se desprindă când este testat cu o furculiță.

3. Între timp, pentru sosul de tigaie, încălziți uleiul de măsline într-o tigaie mare la foc mediu-mare. se adauga ciupercile si salota; Gatiti 6 pana la 8 minute sau pana cand ciupercile sunt fragede si incep sa se rumeneasca, amestecand ocazional. adauga merele; acoperiți și gătiți, amestecând, încă 4 minute. Adăugați vinul cu atenție. Gatiti, descoperit, 2-3 minute sau pana cand feliile de mere sunt fragede. Folosind o lingura cu fanta, pune amestecul de ciuperci intr-un castron mediu; acoperiți pentru a rămâne cald.

4. În aceeași tigaie, gătiți spanacul 1 minut sau până când se înmoaie, amestecând constant. Împărțiți spanacul în patru farfurii. Tăiați fileul de somon în patru părți egale, până la piele, dar nu tăiați. Folosiți o spatulă mare pentru a răzui bucățile de somon de pe piele; Pe fiecare farfurie se pune o portie de somon peste spanac. Turnați amestecul de ciuperci uniform peste somon. Ornați cu salvie proaspătă, dacă doriți.

*Sfat: Folosiți un mojar, un pistil și o râșniță de condimente pentru a zdrobi fin semințele de fenicul.

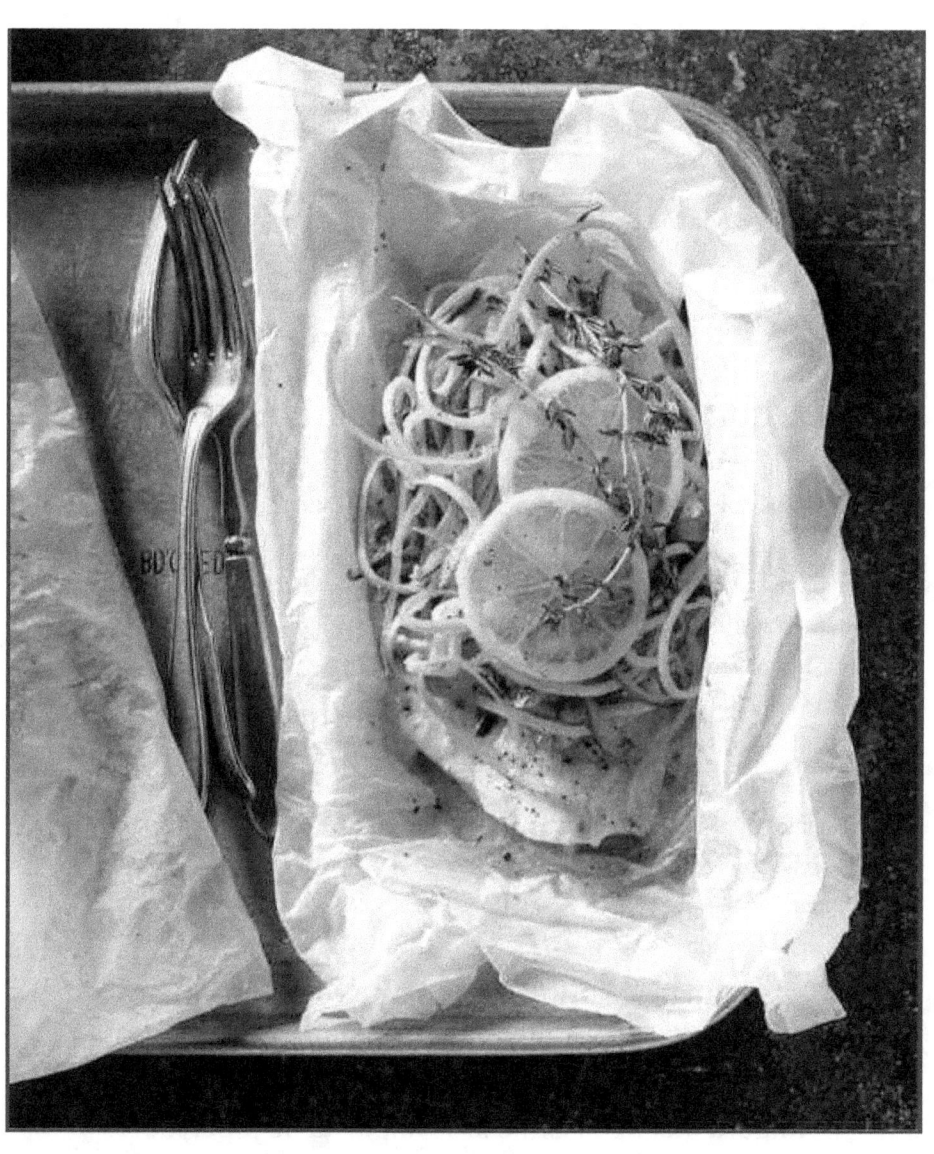

SOLE EN PAPILLOTE CU LEGUME TAIATE JULIANA

TEME PENTRU ACASĂ: La cuptor 30 minute: 12 minute Randament: 4 portii FRICOS

CU SIGURANȚĂ PUTEȚI TĂIA LEGUMELE ÎN JULIENNECU UN CUȚIT DE BUCĂTAR BUN ȘI ASCUȚIT, TOTUȘI, ACEST LUCRU DUREAZĂ MULT. COJITORUL JULIENNE (VEZI"ECHIPAMENT") PUTEȚI PRODUCE RAPID FÂȘII LUNGI, SUBȚIRI ȘI CHIAR DE LEGUME.

4 file de halibut proaspăt sau congelat, cambulă sau alte file de alb tare
1 dovlecel feliat
1 morcov mare, tocat
½ ceapa rosie, tocata
2 roșii rom, fără semințe și tăiate mărunt
2 catei de usturoi tocati
1 lingura ulei de masline
½ lingurita piper negru
1 lămâie, tăiată în 8 felii subțiri, fără semințe
8 crengute de cimbru proaspat
4 linguri de ulei de măsline
¼ cană de vin alb sec

1. Dezghețați peștele atunci când este congelat. Preîncălziți cuptorul la 375°F. Într-un castron mare, combinați dovleceii, morcovul, ceapa, roșiile și usturoiul. Adăugați 1 lingură ulei de măsline și ¼ linguriță de piper; se amestecă bine pentru a se combina. Rezervați legumele.

2. Tăiați patru pătrate de 14 inci din hârtie de pergament. clătiți peștele; se usucă cu un prosop de hârtie. Așezați un file în centrul fiecărui pătrat. Se presară cu ¼ de linguriță de piper. Aranjați peste file legumele, felii de lămâie și

crenguțele de cimbru și întindeți uniform. Ungeți fiecare stivă cu 1 linguriță ulei de măsline și 1 lingură vin alb.

3. Lucrând câte un pachet, luați două părți opuse ale hârtiei de pergament și îndoiți pestele peste ele de câteva ori. Îndoiți capetele pergamentului pentru a sigila.

4. Așezați pachetul pe o tavă mare de copt. Coaceți aproximativ 12 minute sau până când peștele începe să se descuie când este testat cu o furculiță (deschideți cu grijă pachetul pentru a verifica starea de gătit).

5. Asezati fiecare pachet pe o farfurie pentru a servi; Deschideți cu grijă pachetele.

TACOS PESTO DE RUCOLA CU CREMA DE LIME AFUMATA

TEME PENTRU ACASĂ: Grill 30 de minute: 4 până la 6 minute pe ½ inch grosime. Randament: 6 portii

TALPA POATE FI INLOCUITA CU COD„DOAR FĂRĂ TILAPIA. DIN PĂCATE, TILAPIA ESTE UNUL DINTRE CELE MAI PROASTE TIPURI DE PEȘTE. ESTE CRESCUT APROAPE PESTE TOT ȘI ADESEA ÎN CONDIȚII ÎNGROZITOARE. DEȘI TILAPIA SE GĂSEȘTE APROAPE PESTE TOT, AR TREBUI EVITATĂ.

4 fileuri de platici proaspete sau congelate, de 4 până la 5 uncii, aproximativ ½ inch grosime

1 reteta de pesto de rucola (vezi aranjament)

½ cană de cremă de caju (vezi aranjament)

1 linguriță de condimente pentru tămâie (vezi aranjament)

½ lingurita coaja de lime rasa fin

12 frunze de salată verde

1 avocado copt, tăiat în jumătate, fără sâmburi, decojit și feliat subțire

1 cana rosii tocate

¼ cană coriandru proaspăt, tocat

1 lime, tăiată felii

1. Dezghețați peștele atunci când este congelat. clătiți peștele; se usucă cu un prosop de hârtie. Rezervați peștele.

2. Frecați puțin pesto de rucola pe ambele părți ale peștelui.

3. Pentru un grătar cu cărbune sau pe gaz, așezați peștele direct pe un grătar uns la foc mediu-mare. Acoperiți și grătarul timp de 4 până la 6 minute sau până când peștele începe să se descuie când este testat cu furculița, întorcându-l o dată în centrul grătarului.

4. Intre timp, pentru crema de lime afumata, combinati crema de caju, condimentele afumate si coaja de lime intr-un castron mic.

5. Rupeți peștele în bucăți cu o furculiță. Umpleți foile de unt cu pește, felii de avocado și roșii; se presară cu coriandru. Peste tacos se stropesc crema de lime afumata. Serviți cu felii de lime pentru a le stoarce peste tacos.

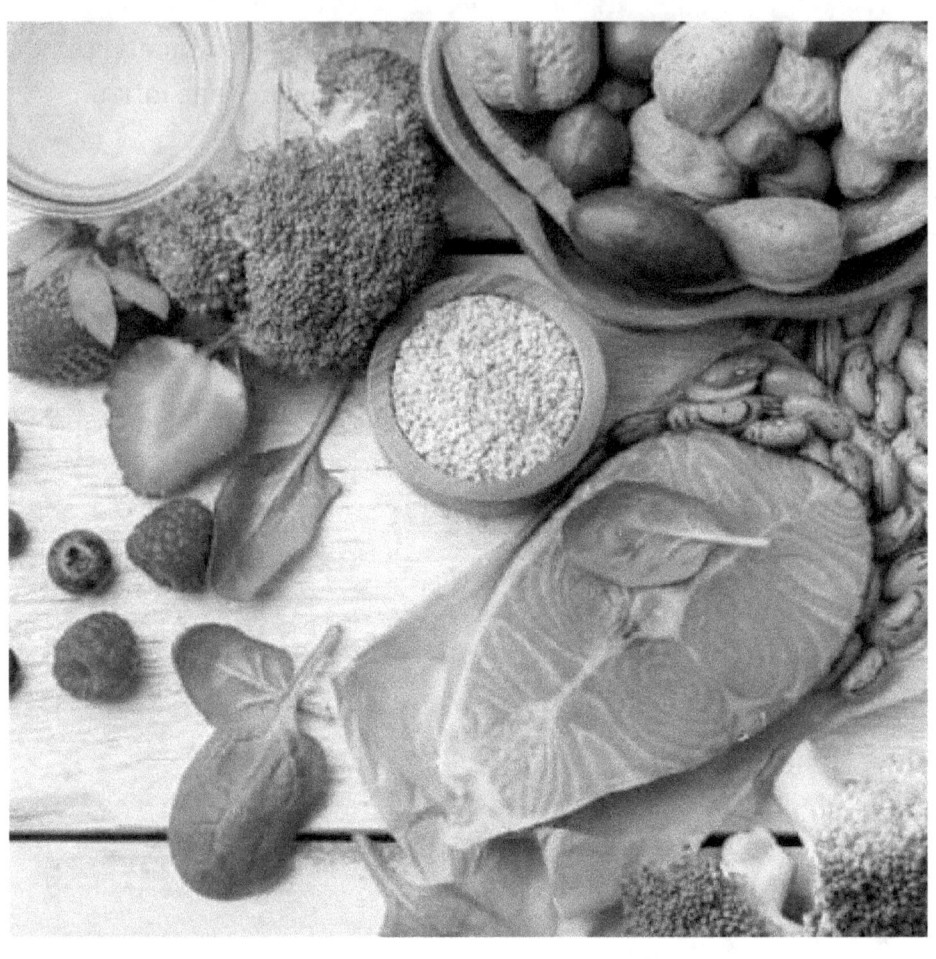

FRIPTURI DE COD ȘI DOVLECEL LA GRĂTAR CU SOS PICANT DE MANGO ȘI BUSUIOC

TEME PENTRU ACASĂ: Gratar timp de 20 de minute: 6 minute face: 4 portii

1 până la 1½ kilograme de cod proaspăt sau congelat, de ½ până la 1 inch grosime
4 bucăți de foaie de 24 inci lungime și 12 inci lățime
1 dovlecel mediu, feliat
lămâie-ierburi-condimente (cf aranjament)
¼ de cană de maioneză paleo chipotle (vezi aranjament)
1 până la 2 linguri piure de mango copt*
1 lingura suc proaspat de lamaie sau lime sau otet de vin de orez
2 linguri busuioc proaspăt tocat

1. Dezghețați peștele atunci când este congelat. clătiți peștele; se usucă cu un prosop de hârtie. Tăiați peștele în patru părți.

2. Îndoiți fiecare bucată de folie în jumătate pentru a forma un pătrat de 30 cm (12 inchi) de grosime dublă. Pune o bucată de pește în centrul unui pătrat de folie de aluminiu. Acoperiți cu un sfert de dovlecel. Stropiți cu condimente de lămâie. Ridicați cele două părți opuse ale foliei și îndoiți-o peste dovlecel și pește de câteva ori. Îndoiți capetele foliei de aluminiu. Repetați procesul pentru a face încă trei pachete. Pentru Sosul Paleo Chipotle, combinați maioneza, mango, sucul de lime și busuioc într-un castron mic; pune deoparte.

3. Pentru un grătar cu cărbune sau pe gaz, puneți pachetele direct pe grătarul de gătit uns cu ulei la foc mediu-mare. Acoperiți și grătarul timp de 6 până la 9 minute sau până

când peștele începe să se descuie când este testat cu furculița și dovlecelul este crocant (deschideți pachetul cu atenție pentru a verifica starea de gătit). Nu întoarceți ambalajele în timpul gătirii. Stropiți fiecare porție cu sos.

*Sfat: Pentru piureul de mango, combinați ¼ de cană de mango tocat și 1 lingură de apă într-un blender. Acoperiți și amestecați până se omogenizează. Adăugați piureul de mango rămas în smoothie.

COD BRACONAT ÎN RIESLING ȘI ROȘII UMPLUTE CU PESTO

TEME PENTRU ACASĂ:Gatit 30 de minute: 10 minute face: 4 portii

1 până la 1½ kilograme de file de cod proaspăt sau congelat, de aproximativ 1 inch grosime

4 roșii rome

3 linguri pesto de busuioc (vezi aranjament)

¼ lingurita piper negru macinat

1 cană de Riesling uscat sau Sauvignon Blanc

1 crenguță de cimbru proaspăt sau ½ linguriță de cimbru uscat, tocat

1 frunză de dafin

½ cană de apă

2 linguri de arpagic tocat

Felii de lămâi

1. Dezghețați peștele atunci când este congelat. Tăiați roșiile în jumătate pe orizontală. Tăiați semințele și o parte din pulpă. (Dacă este nevoie pentru a întări roșia, tăiați o felie foarte subțire de la capăt, având grijă să nu faceți o gaură în fundul roșiei.) Pe fiecare jumătate de roșie se pune puțin pesto; se presara cu piper macinat; pune deoparte.

2. Clătiți peștele; se usucă cu un prosop de hârtie. Tăiați peștele în patru bucăți. Puneți un coș de aburi într-o tigaie mare cu un capac etanș. Adăugați aproximativ ½ inch de apă în tigaie. aduceți la fierbere; Reduceți căldura la mediu. Puneți roșiile tăiate în sus în coș. Acoperiți și gătiți la abur timp de 2 până la 3 minute sau până când se încălzește.

3. Pune roșiile pe o farfurie; acoperiți pentru a rămâne cald. Scoateți coșul pentru aburi din tigaie; arunca apa.

Adăugați în tigaie vinul, cimbrul, frunza de dafin și ½ cană de apă. aduceți la fierbere; Reduceți căldura la mediu-scăzut. Adăugați peștele și ceapa. Acoperiți și fierbeți la foc mic timp de 8 până la 10 minute sau până când peștele începe să se descuie când este testat cu furculița.

4. Pulverizați peștele cu puțin lichid de braconat. Serviți peștele cu roșii umplute cu pesto și felii de lămâie.

COD LA GRATAR IN CRUSTA DE FISTIC SI CORIANDRU PE PIURE DE CARTOFI DULCI

TEME PENTRU ACASĂ: Gătiți 20 de minute: prăjiți 10 minute: 4 până la 6 minute pe ½ inch grosime Randament: 4 porții

- 1 până la 1½ kilograme de cod proaspăt sau congelat
- Ulei de măsline sau ulei de cocos rafinat
- 2 linguri fistic, nuci sau migdale macinate
- 1 albus de ou
- ½ lingurita coaja de lamaie rasa fin
- 1½ kilograme de cartofi dulci, decojiți și tăiați cubulețe
- 2 catei de usturoi
- 1 lingura ulei de cocos
- 1 lingura de ghimbir proaspat ras
- ½ linguriță de chimen măcinat
- ¼ cană lapte de cocos (cum ar fi Nature's Way)
- 4 lingurițe de pesto de coriandru sau pesto de busuioc (vezi chitanțe)

1. Dezghețați peștele atunci când este congelat. Preîncălziți grătarul. Gratarul de ulei al unei tigaii. Într-un castron mic, combinați nucile măcinate, albușurile și coaja de lămâie; pune deoparte.

2. Pentru piureul de cartofi dulci, într-o cratiță medie, gătiți cartofii dulci și usturoiul în suficientă apă clocotită cât să se acopere, 10 până la 15 minute, sau până se înmoaie. Curge; Întoarceți cartofii dulci și usturoiul în tigaie. Utilizați un mașină de piure de cartofi pentru a piure cartofii dulci. Adăugați 1 lingură de ulei de cocos, ghimbir și chimen. Amestecați cu laptele de cocos până devine ușor și pufos.

3. Clătiți peștele; se usucă cu un prosop de hârtie. Tăiați peștele în patru bucăți și puneți-le pe grătarul pregătit, neîncălzit, al unei tigaie. Așezați-l sub marginile subțiri. Ungeți fiecare mușcătură cu pesto de coriandru. Se toarnă amestecul de nuci peste pesto și se întinde ușor. Grătiți peștele pe foc de ½ inch grosime timp de 4 până la 6 minute sau până când peștele începe să se descuie când este testat cu o furculiță, acoperind cu folie în timpul gătirii dacă pielea începe să se ardă. Serviți peștele cu cartofi dulci.

COD DE ROZMARIN ȘI MANDARINĂ CU BROCCOLI PRĂJIT

TEME PENTRU ACASĂ:15 minute Marinat: până la 30 de minute Coaptă: 12 minute Face: 4 porții

1 până la 1½ kilograme de cod proaspăt sau congelat
1 lingurita coaja de mandarine rasa fin
½ cană de mandarină proaspătă sau suc de portocale
4 linguri de ulei de măsline
2 lingurițe de rozmarin proaspăt, tăiat fâșii
¼ până la ½ linguriță piper negru măcinat
1 lingurita coaja de mandarine rasa fin
3 căni de broccoli
¼ lingurita de ardei rosu macinat
Felii de mandarină, fără sămânță

1. Preîncălziți cuptorul la 450°F. Dezghețați peștele dacă este congelat. clătiți peștele; se usucă cu un prosop de hârtie. Tăiați peștele în patru părți. Măsurați grosimea peștelui. Combinați coaja de mandarine, sucul de mandarine, 2 linguri ulei de măsline, rozmarin și piper negru într-un castron puțin adânc; adăugați pește. Acoperiți și marinați la frigider până la 30 de minute.

2. Într-un castron mare, amestecați broccoli cu restul de 2 linguri de ulei de măsline și boia de ardei zdrobită. Se toarnă într-o tavă de 2 litri.

3. Ungeți ușor un vas de copt cu ulei de măsline suplimentar. Scurgeți peștele, rezervând marinada. Puneți peștele în tigaie și glisați-l sub marginea subțire. Puneți peștele și broccoli la cuptor. Coaceți broccoli 12 până la 15 minute sau până când devine crocant, amestecând o dată la

jumătatea gătitului. Coaceți peștele timp de 4 până la 6 minute per pește cu o grosime de ½ inch sau până când peștele începe să se descuie când este testat cu o furculiță.

4. Într-o cratiță mică, aduceți marinada rezervată la fiert; Se fierbe 2 minute. Se toarnă marinada peste peștele fiert. Serviți peștele cu felii de broccoli și mandarină.

WRAP CU SALATA DE COD CURRY CU RIDICHI MURATE

TEME PENTRU ACASĂ:20 de minute Timp de odihnă: 20 de minute Timp de gătire: 6 minute Randament: 4 porțiiFRICOS

1 kg file de cod proaspăt sau congelat

6 ridichi, rasa grosier

6 până la 7 linguri de oțet de mere

½ linguriță de ardei roșu măcinat

2 linguri ulei de cocos nerafinat

¼ cană unt de migdale

1 catel de usturoi tocat

2 lingurite de ghimbir ras fin

2 linguri ulei de masline

1½ până la 2 lingurițe de pudră de curry fără sare adăugată

4 până la 8 frunze de varză sau frunze de salată verde

1 ardei gras rosu, tocat

2 linguri coriandru proaspăt, tăiat fâșii

1. Dezghețați peștele atunci când este congelat. Într-un castron mediu, combina ridichile, 4 linguri de oțet și ¼ de linguriță de ardei roșu măcinat; Se lasa sa stea 20 de minute, amestecand din cand in cand.

2. Pentru sosul de unt de migdale, topește uleiul de cocos într-o cratiță mică la foc mic. Bate untul de migdale până se omogenizează. Adăugați usturoiul, ghimbirul și ¼ de linguriță de ardei roșu măcinat. Scoateți de pe foc. Adăugați restul de 2-3 linguri de oțet de mere și amestecați până se omogenizează; pune deoparte. (Sosul se va îngroșa ușor pe măsură ce se adaugă oțetul.)

3. Clătiți peștele; se usucă cu un prosop de hârtie. Încinge uleiul de măsline și praful de curry într-o tigaie mare la

foc mediu-mare. adăugați pește; Gătiți 3 până la 6 minute sau până când peștele începe să se descuie când este testat cu furculița, întorcându-se o dată la jumătatea gătitului. Maruntiți grosier peștele cu două furculițe.

4. Scurge ridichile; aruncați marinata. Pe fiecare frunză de salată se pune niște pește, fâșii de ardei, amestec de ridichi și vinegretă cu unt de migdale. Se presară cu coriandru. Înfășurați hârtia în jurul umpluturii. Dacă doriți, asigurați ambalajul cu scobitori de lemn.

EGLEFIN PRĂJIT CU LĂMÂIE ȘI FENICUL

TEME PENTRU ACASĂ: 25 minute Prajire: 50 minute Randament: 4 portii

EGLEFIN, GÂNDAC ȘI CODCARNE ALBĂ DENSĂ, CU GUST BLÂND. SUNT INTERSCHIMBABILE ÎN MAJORITATEA REȚETELOR, INCLUSIV ÎN ACEST FEL DE MÂNCARE DE PEȘTE ȘI LEGUME LA CUPTOR CU IERBURI ȘI VIN.

- 4 6 uncii file de eglefin, pollock sau cod proaspăt sau congelat, de aproximativ ½ inch grosime
- 1 bulb mare de fenicul, fără miez și feliat, frunzele rezervate și tocate
- 4 morcovi medii, tăiați în jumătate pe verticală și tăiați în bucăți de 2-3 inci
- 1 ceapa rosie, taiata in jumatate si feliata
- 2 catei de usturoi tocati
- 1 lămâie, feliată subțire
- 3 linguri de ulei de măsline
- ½ lingurita piper negru
- ¾ cană vin alb sec
- 2 linguri patrunjel proaspat tocat marunt
- 2 linguri de frunze proaspete de fenicul tocate
- 2 lingurite coaja de lamaie rasa fin

1. Dezghețați peștele atunci când este congelat. Preîncălziți cuptorul la 400°F. Combinați feniculul, morcovii, ceapa, usturoiul și felii de lămâie într-o caserolă pătrată de 3L. Stropiți cu 2 linguri de ulei de măsline și stropiți cu ¼ linguriță de piper; arunca la purta. Se toarnă vinul pe o farfurie. Acoperiți foaia de copt cu folie de aluminiu.

2. Grill timp de 20 de minute. Descoperi; se amestecă cu amestecul de legume. Prăjiți încă 15 până la 20 de minute sau până când legumele sunt crocante. Se amestecă

amestecul de legume. Presărați peștele cu ¼ de linguriță de piper rămas; Puneți peștele pe amestecul de legume. Stropiți cu lingura rămasă de ulei de măsline. Prăjiți timp de 8 până la 10 minute sau până când peștele începe să se descuie când este testat cu o furculiță.

3. Combinați pătrunjelul, frunzele de fenicul și coaja de lămâie într-un castron mic. Pentru a servi, împărțiți amestecul de pește și legume în farfurii. Turnați sucurile de gătit peste pește și legume. Se presara cu amestec de patrunjel.

SNAPPER CU CRUSTĂ DE NUCI DE PECAN CU SOS TARTAR DE BAME CAJUN ȘI ROȘII

TEME PENTRU ACASĂ:Gătire 1 oră: 10 minute Gătire: 8 minute Randament: 4 porții

MÂNCAREA DE PEȘTE A ACESTEI COMPANIIESTE NEVOIE DE PUȚIN TIMP PENTRU A PREGĂTI, DAR AROMA BOGATĂ MERITĂ. REMOULADE, UN SOS DE MAIONEZA CU VINEGRETA CAJUN DE LAMAIE-MUSTAR SI ARDEI ROSII TOCATI, CEAPA SI PATRUNJEL, SE POATE FACE CU O ZI INAINTE SI SE LASA LA FRIGIDER.

- 4 linguri de ulei de măsline
- ½ cană nuci pecan tocate mărunt
- 2 linguri patrunjel proaspat tocat
- 1 lingura de cimbru proaspat tocat
- 2 file de snapper roșu, 8 uncii, ½ inch grosime
- 4 lingurițe de condimente cajun (veziaranjament)
- ½ cană ceapă tocată
- ½ cană ardei verzi tocați
- ½ cană țelină tocată
- 1 lingura de usturoi tocat
- 1 kg de bame proaspete, tăiate în bucăți de 1 inch (sau sparanghel proaspăt, tăiat în bucăți de 1 inch)
- 8 uncii de roșii cherry sau struguri, tăiate la jumătate
- 2 lingurite de cimbru proaspat tocat
- Piper negru
- Remoulade (vezi reteta in dreapta)

1. Încinge 1 lingură de ulei de măsline într-o tigaie medie la foc mediu-mare. Adăugați nucile și pâinea prăjită, amestecând des, timp de aproximativ 5 minute sau până când devin aurii și parfumate. Puneți nucile într-un castron mic și

lăsați să se răcească. Se adauga patrunjel si cimbru si se lasa deoparte.

2. Preîncălziți cuptorul la 400°F. Tapetați o tavă de copt cu hârtie de copt sau folie de aluminiu. Așezați fileurile de viet cu pielea în jos pe tava de copt și presărați 1 linguriță de condiment cajun peste fiecare. Cu ajutorul unei pensule, ungeți fileurile cu 2 linguri de ulei de măsline. Întindeți amestecul de nuci uniform peste file, apăsând ușor nucile pe suprafața peștelui pentru a vă asigura că se lipesc. Dacă este posibil, acoperiți zonele deschise ale fileului de pește cu nuci. Coaceți peștele timp de 8 până la 10 minute sau până când se fulge ușor cu vârful unui cuțit.

3. Încingeți lingura rămasă de ulei de măsline într-o tigaie mare la foc mediu-mare. Adăugați ceapa, ardeiul gras, țelina și usturoiul. Gatiti si amestecati timp de 5 minute sau pana cand legumele sunt crocante. Adăugați okra felii (sau sparanghel dacă folosiți) și roșiile; gătiți 5 până la 7 minute sau până când okra este crocantă și roșiile încep să se despartă. Se ia de pe foc si se condimenteaza cu cimbru si piper negru. Serviți legumele cu bric și remoulade.

Remoulade: Într-un robot de bucătărie, piureați ½ cană de ardei roșu tocat, ¼ de cană de arpagic tocat și 2 linguri de pătrunjel proaspăt tocat într-un piure fin. Adăugați ¼ de cană de maioneză paleo (vezi aranjament), ¼ de cană de muștar de Dijon (vezi aranjament), 1½ linguriță suc de lămâie și ¼ linguriță condimente cajun (vezi aranjament). Puls în sus combinat. Se toarnă într-un bol și se dă la frigider până când este gata de servire. (Remoulade poate fi făcută cu 1 zi înainte și refrigerată.)

EMPANADA DE TON TARHON CU AVOCADO ȘI AIOLI DE LĂMÂIE

TEME PENTRU ACASĂ:25 minute Timp de gătire: 6 minute Randament: 4 porțiiFRICOS

PE LÂNGĂ SOMON, ACESTA INCLUDE TONULUNA DINTRE PUȚINELE SPECII DE PEȘTI CARE POT FI TĂIATE FIN ÎN BISCUIȚI. AVEȚI GRIJĂ SĂ NU SUPRAPROCESAȚI TONUL ÎN ROBOTUL DE BUCĂTĂRIE; ABUZUL ÎL ÎNTĂREȘTE.

- 1 kilogram de fripturi de ton proaspete sau congelate fără piele
- 1 albus de ou, batut usor
- ¾ cană făină de seminţe de in aurii măcinate
- 1 lingura tarhon sau marar proaspat ras
- 2 linguri de arpagic proaspat, taiat fasii
- 1 lingurita coaja de lamaie rasa fin
- 2 linguri ulei de seminte de in, ulei de avocado sau ulei de masline
- 1 avocado mediu, fără sâmburi
- 3 linguri de maioneza paleo (veziaranjament)
- 1 lingurita coaja de lamaie rasa fin
- 2 lingurițe de suc proaspăt de lămâie
- 1 catel de usturoi tocat
- 4 uncii de spanac pentru copii (aproximativ 4 căni bine ambalate)
- ⅓ cană de vinaigretă cu usturoi prăjit (veziaranjament)
- 1 măr Granny Smith, fără miez şi tăiat în bucăţi de mărimea unui chibrit
- ¼ cana nuci prajite tocate (vezia se sprijini)

1. Dezghețați peștele atunci când este congelat. clătiți peștele; se usucă cu un prosop de hârtie. Tăiați peștele în bucăți de 1,5 cm. Puneți peștele în robotul de bucătărie; Procesați impulsurile de pornire/oprire până se toacă mărunt. (Aveți grijă să nu vă suprasolicitați sau veți face burgerul tare.) Puneți peștele deoparte.

2. Combinați albușurile, ¼ de cană de făină din semințe de in, tarhonul, arpagicul și coaja de lămâie într-un castron mediu. adăugați pește; se amestecă ușor pentru a se combina. Formați chiftele groase de patru ½ inch cu amestecul de pește.

3. Puneți ½ cană rămasă de făină de semințe de in într-un castron puțin adânc. Înmuiați prăjiturile în amestecul de semințe de in și întoarceți-le uniform.

4. Încinge uleiul într-o tigaie foarte mare la foc mediu-mare. Gătiți chiftelul de ton în uleiul fierbinte timp de 6 până la 8 minute sau până când un termometru cu citire instantanee introdus orizontal în chiflă înregistrează 160° F, întorcându-se o dată la jumătatea gătitului.

5. Între timp, pentru aioli, într-un castron mediu, zdrobiți avocado cu o furculiță. Adăugați maioneza paleo, coaja de lămâie, sucul de lămâie și usturoiul. Se amestecă până se omogenizează bine și aproape omogen.

6. Pune spanacul într-un castron mediu. Stropiți spanac cu vinegretă cu usturoi prăjit; arunca la purta. Pentru fiecare porție, puneți o lingură de ton și un sfert de spanac pe un platou de servire. Se ornează tonul cu puțin aioli. Acoperiți spanacul cu mere și nuci. Serviți imediat.

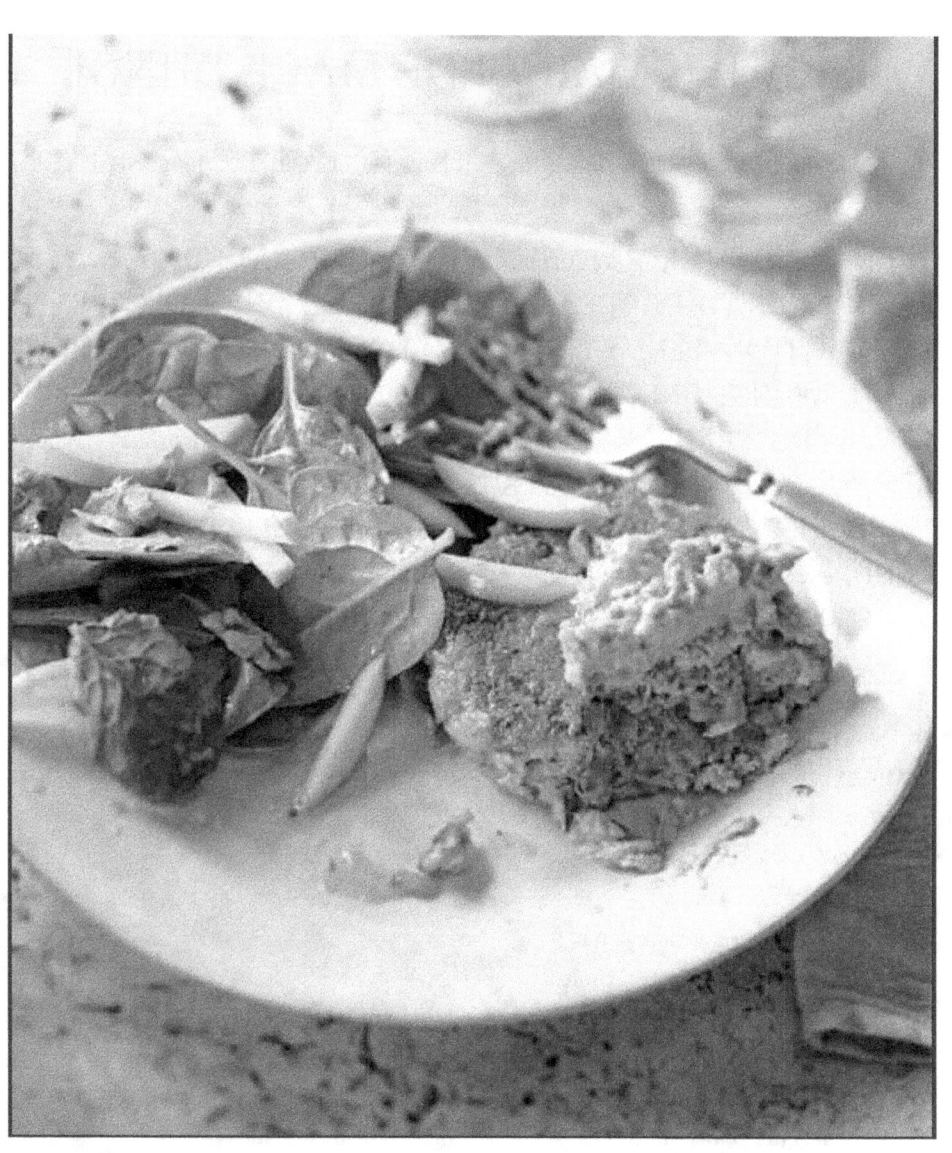

TAGINE CU ARICI DE MARE DUNGI

TEME PENTRU ACASĂ:50 de minute Răcire: 1 până la 2 ore Gatire: 22 minute Gatire: 25 minute Randament: 4 porții

TAJINE ESTE NUMELEATÂT UN TIP DE PREPARAT NORD-AFRICAN (UN TIP DE TOCANĂ), CÂT ȘI OALA CONICĂ ÎN CARE ESTE GĂTIT. DACĂ NU AVEȚI UNA, O TAVĂ ACOPERITĂ PENTRU CUPTOR FUNCȚIONEAZĂ BINE. CHERMOULA ESTE O PASTĂ GROASĂ DE IERBURI NORD-AFRICANE FOLOSITĂ CEL MAI ADESEA CA MARINADĂ PENTRU PEȘTE. SERVEȘTE ACEST FEL DE MÂNCARE DE PEȘTE COLORAT CU CARTOFI DULCI SAU CONOPIDĂ.

4 fileuri de bas dungat sau halibut proaspete sau congelate (6 uncii), pe piele

1 buchet coriandru, tocat

1 lingurita coaja de lamaie rasa fin (rezerva)

¼ cană suc proaspăt de lămâie

4 linguri de ulei de măsline

5 catei de usturoi, tocati

4 lingurite chimen macinat

2 lingurite boia dulce

1 lingurita coriandru macinat

¼ linguriță de anason măcinat

1 ceapa mare, curatata de coaja, taiata in jumatate si taiata felii subtiri

1 cutie (15 uncii) roșii nesărate tăiate cubulețe prăjite la foc, nescurcate

½ cană bulion de oase de pui (veziaranjament) sau bulion de pui nesarat

1 ardei gras galben mare, fără semințe și tăiat în fâșii de ½ inch

1 ardei gras portocaliu mare, fără semințe și tăiat în fâșii de ½ inch

1. Dezghețați peștele atunci când este congelat. clătiți peștele; se usucă cu un prosop de hârtie. Aranjați fileurile de pește într-un vas nemetalic de mică adâncime. Rezervați peștele.

2. Pentru chermoula, într-un blender mic sau robot de bucătărie, combinați coriandru, sucul de lămâie, 2 linguri ulei de măsline, 4 căței de usturoi tocați, chimen, boia de ardei, coriandru și anason. Gata si a lucrat fara probleme.

3. Turnați jumătate din chermoula peste pește, răsucindu-l pentru a acoperi bine ambele părți. Se acopera si se da la frigider 1-2 ore. acoperiți cu chermoula rămasă; se lasa la temperatura camerei pana la utilizare.

4. Preîncălziți cuptorul la 325°F. Încălziți restul de 2 linguri de ulei într-o tigaie mare, rezistentă la cuptor, la foc mediu-mare. se adauga ceapa; gătiți și amestecați timp de 4-5 minute sau până când se înmoaie. Se amestecă 1 cățel de usturoi tocat; Gatiti si amestecati 1 minut. Adăugați chermoula rezervată, roșiile, supa de oase de pui, fâșii de ardei și coaja de lămâie. aduceți la fierbere; reduce febra. Se fierbe neacoperit timp de 15 minute. Dacă doriți, transferați amestecul în tagine; Se ornează cu peștele și chermoula rămasă din bol. Pătură; Coaceți 25 de minute. Serviți imediat.

BOUILLABAISSE CU FRUCTE DE MARE

DE LA ÎNCEPUT PÂNĂ LA SFÂRȘIT: 1¾ ORĂ RANDAMENT: 4 PORȚII

CA CIOPPINO ITALIAN, TOCANĂ FRANȚUZEASCĂ DE FRUCTE DE MAREFRUCTELE DE MARE ARATĂ CA O MOSTRĂ DIN CAPTURA ZILEI ARUNCATĂ ÎNTR-O OALĂ CU USTUROI, CEAPĂ, ROȘII ȘI VIN. CU TOATE ACESTEA, CEA MAI IMPORTANTĂ AROMĂ A BOUILLABAISSE ESTE COMBINAȚIA DE ȘOFRAN, FENICUL ȘI COAJĂ DE PORTOCALĂ.

- 1 kilogram de fileuri de halibut proaspete sau congelate fără piele, tăiate în bucăți de 1 inch
- 4 linguri de ulei de măsline
- 2 cani de ceapa tocata
- 4 catei de usturoi, tocati
- 1 cap de fenicul, însămânțat și tocat
- 6 roșii rom, tocate
- ¾ cană bulion de oase de pui (vezi aranjament) sau bulion de pui nesarat
- ¼ cană de vin alb sec
- 1 cana ceapa tocata marunt
- 1 cap de fenicul, fara samburi si tocat marunt
- 6 catei de usturoi, tocati
- 1 portocală
- 3 roșii rom, tocate mărunt
- 4 fire de șofran
- 1 lingura oregano proaspat, taiat fasii
- 1 kilogram de scoici, curățate și clătite
- 1 kilogram de scoici, bărbile îndepărtate, spălate și clătite (vezi a se sprijini)
- Oregano proaspăt tocat (opțional)

1. Dezghețați halibutul dacă este congelat. clătiți peștele; se usucă cu un prosop de hârtie. Rezervați peștele.

2. Încinge 2 linguri de ulei de măsline într-o cratiță de 6-8 litri la foc mediu. Adaugati in tigaie 2 cani de ceapa tocata, 1 cap de fenicul tocat si 4 catei de usturoi tocati. Gatiti 7 pana la 9 minute sau pana ce ceapa este frageda, amestecand ocazional. Se adauga 6 rosii tocate si 1 cap de fenicul tocat; Gatiti inca 4 minute. Adăugați bulion de oase de pui și vin alb în cratiță; fierbeți 5 minute; răcoriți-vă puțin. Transferați amestecul de legume într-un blender sau robot de bucătărie. Acoperiți și amestecați sau procesați până la omogenizare; pune deoparte.

3. Încingeți lingura rămasă de ulei de măsline în același cuptor olandez la foc mediu-mare. Adaugati 1 cana ceapa tocata marunt, 1 cap de fenicul tocat marunt si 6 catei de usturoi tocati. Gatiti la foc mediu-mare 5 pana la 7 minute sau pana cand sunt aproape fragezi, amestecand frecvent.

4. Cu ajutorul unui curățător de legume, îndepărtați coaja de portocală în fâșii late; pune deoparte. Puneți amestecul de legume piure, 3 roșii tocate, șofranul, oregano și coaja de portocală în cuptorul olandez. aduceți la fierbere; Reduceți căldura pentru a continua să fiarbă. Adăugați scoici, scoici și pește; Rotiți ușor pentru a acoperi peștele cu sos. Reglați căldura după cum este necesar pentru a menține o fierbere lent. Acoperiți și fierbeți până când scoici și scoici s-au deschis și peștele începe să se descuie când este testat cu o furculiță, 3 până la 5 minute. Serviți în boluri puțin adânci. Stropiți cu oregano suplimentar, dacă doriți.

CEVICHE CLASIC DE CREVEȚI

TEME PENTRU ACASĂ: Gatiti 20 de minute: Se racesc 2 minute: Odihna 1 ora: 30 minute
Randament: 3 pana la 4 portii

ACEST FEL DE MÂNCARE DIN AMERICA LATINĂ ESTE EXCELENTDE GUST SI TEXTURA. CASTRAVEȚI ȘI ȚELINĂ CROCANȚI, AVOCADO CREMOS, JALAPEÑOS ACIDULAT ȘI CROCANT ȘI CREVEȚII FRAGEZI ȘI DULCI SUNT TOATE TURNATE ÎN SUC DE LĂMÂIE ȘI ULEI DE MĂSLINE. ÎN CEVICHEUL TRADIȚIONAL, ACIDUL DIN SUCUL DE LIME „GĂTEȘTE" CREVEȚII, DAR O BAIE RAPIDĂ ÎN APĂ CLOCOTITĂ NU LASĂ NIMIC ÎN URMĂ SAU DĂUNEAZĂ AROMEI SAU TEXTURII CREVEȚILOR.

- 1 kilogram de creveți medii proaspeți sau congelați, curățați și devenați, coada îndepărtată
- ½ castravete, curatat de coaja, fara samburi si tocat
- 1 cana telina tocata
- ½ ceapa rosie mica, tocata
- 1 până la 2 jalapeños, fără semințe și tocate (vezi a se sprijini)
- ½ cană suc proaspăt de lămâie
- 2 roșii rom, tăiate cubulețe
- 1 avocado, tăiat în jumătate, fără semințe, curățat și tăiat cubulețe
- ¼ cană coriandru proaspăt, tocat
- 3 linguri de ulei de măsline
- ½ lingurita piper negru

1. Decongelați creveții dacă sunt congelați. curățați și devenați creveții; scoate coada. clătiți creveții; se usucă cu un prosop de hârtie.

2. Umpleți până la jumătate o cratiță mare cu apă. Se aduce la fierbere. Pune creveții în apă clocotită. gătiți, descoperit, 1

până la 2 minute sau până când creveții devin opace; se scurge Pune crevetii in apa rece si se scurge din nou. Taiati crevetii cubulete.

3. Combinați creveții, castraveții, țelina, ceapa, jalapeños și sucul de lămâie într-un castron mare, nereactiv. Acoperiți și lăsați la frigider pentru 1 oră, amestecând o dată sau de două ori.

4. Adăugați roșiile, avocado, coriandru, ulei de măsline și piper negru. Acoperiți și lăsați să stea la temperatura camerei timp de 30 de minute. Se amestecă ușor înainte de servire.

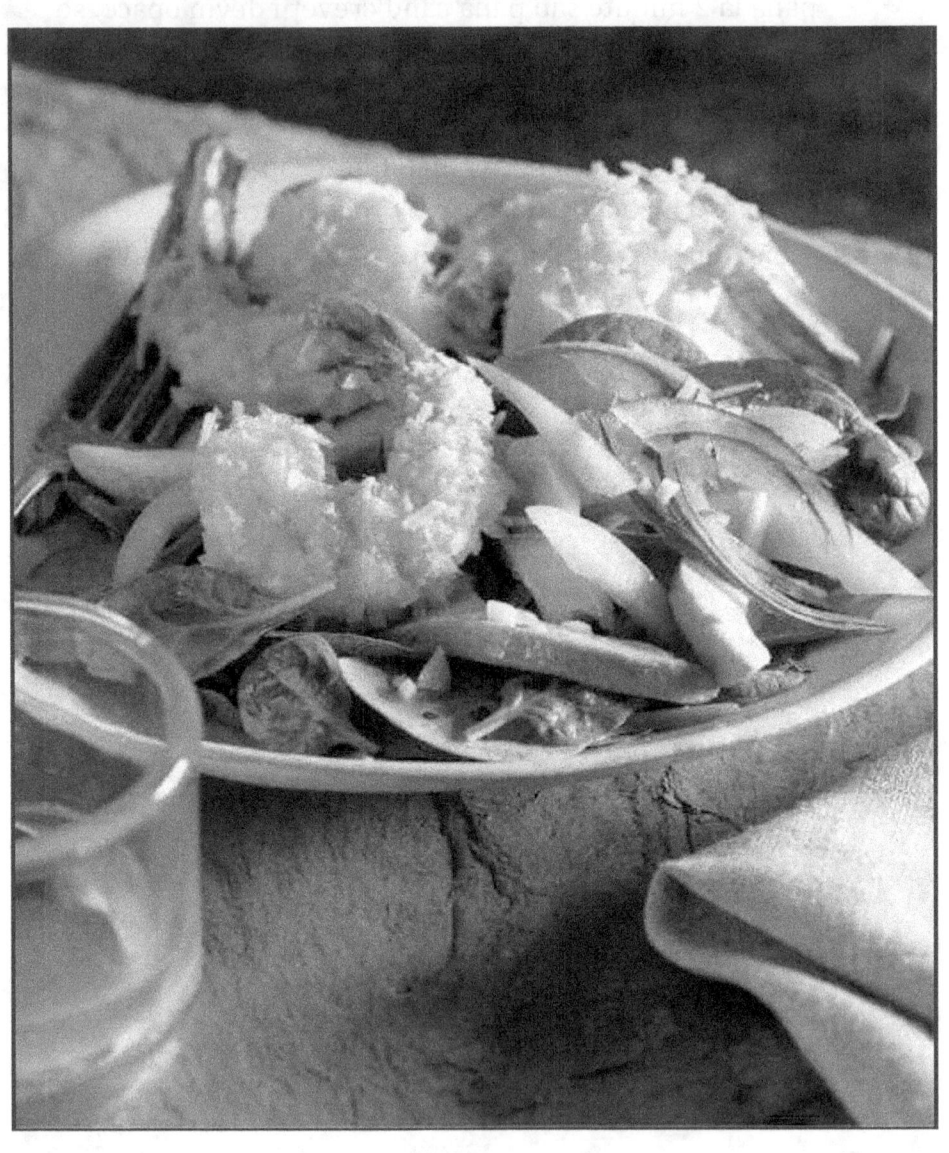

SALATĂ DE CREVEȚI CU CRUSTĂ DE NUCĂ DE COCOS ȘI SPANAC

TEME PENTRU ACASĂ: La cuptor pentru 25 de minute: 8 minute Randament: 4 porții**FRICOS**

AEROSOLI DE ULEI DE MĂSLINE PRODUSE COMERCIALPOATE CONȚINE ALCOOL DE CEREALE, LECITINĂ ȘI PROPULSORI; NU ESTE O COMBINAȚIE BUNĂ DACĂ ÎNCERCAȚI SĂ MÂNCAȚI ALIMENTE ADEVĂRATE, CURATE ȘI SĂ EVITAȚI CEREALELE, GRĂSIMILE NESĂNĂTOASE, LEGUMINOASELE ȘI LACTATELE. UN ATOMIZATOR DE ULEI FOLOSEȘTE DOAR AER PENTRU A CONDUCE ULEIUL ÎNTR-O CEAȚĂ FINĂ, CARE ESTE PERFECTĂ PENTRU A ACOPERI UȘOR CREVEȚII CU CRUSTĂ DE COCOS ÎNAINTE DE GĂTIRE.

1½ kilograme de creveți proaspeți sau congelați foarte mari decojiți

Atomizor Misto umplut cu ulei de măsline extravirgin

2 oua

¾ cană fulgi de cocos neîndulciți sau nucă de cocos mărunțită

¾ cană făină de migdale

½ cană ulei de avocado sau ulei de măsline

3 linguri suc proaspăt de lămâie

2 linguri suc proaspăt de lămâie

2 catei mici de usturoi, tocati

⅛ până la ¼ linguriță de ardei roșu măcinat

8 căni de spanac proaspăt pentru copii

1 avocado mediu, tăiat la jumătate, fără sâmburi, decojit și feliat subțire

1 ardei dulce portocaliu sau galben mic, tăiat în fâșii subțiri

½ cana ceapa rosie tocata

1. Decongelați creveții dacă sunt congelați. Curățați și devenați creveții, lăsând cozile intacte. clătiți creveții; se usucă cu un prosop de hârtie. Preîncălziți cuptorul la 450°F.

Tapetați o tavă mare de copt cu folie; Acoperiți ușor folie de aluminiu cu spray de ulei dintr-o sticlă Misto; pune deoparte.

2. Bateți ouăle cu o furculiță pe o farfurie plată. Într-o altă farfurie plată, amestecați nuca de cocos și făina de migdale. Înmuiați creveții în ou, întoarceți-vă spre blană. Scufundați-l în amestecul de nucă de cocos și strângeți-l pentru a se acoperi (lăsați capătul descoperit). Aranjați creveții într-un singur strat pe foaia de copt pregătită. Ungeți vârfurile creveților cu ulei spray din sticla Misto.

3. Coaceți 8 până la 10 minute sau până când creveții sunt opaci și toppingurile sunt ușor rumenite.

4. Între timp, pentru a face dressingul, combinați uleiul de avocado, sucul de lămâie, sucul de lămâie, usturoiul și ardeiul roșu măcinat într-un borcan mic cu capac cu șurub. Închideți și agitați bine.

5. Pentru salate, împarte spanacul în patru farfurii. Deasupra cu avocado, ardei gras, ceapa rosie si creveti. Stropiți cu vinegretă și serviți imediat.

CEVICHE CU CREVEȚI TROPICALI ȘI SCOICI

TEME PENTRU ACASA:20 de minute Marinat: 30 până la 60 de minute Se obține: 4 până la 6 porții

CEVICHE-UL PROASPAT ȘI UȘOR FACE O MASA EXCELENTAPENTRU O NOAPTE FIERBINTE DE VARA. CU PEPENE GALBEN, MANGO, ARDEI SERRANO, FENICUL ȘI VINAIGRETA DE MANGO-LIME (VEZIARANJAMENT), ESTE O VERSIUNE FRUMOASA A ORIGINALULUI.

1 kilogram de scoici proaspete sau congelate

1 kilogram de creveți mari proaspeți sau congelați

2 căni de pepene galben tăiat cubulețe

2 mango medii, fără semințe, decojite și tocate (aproximativ 2 căni)

1 cap de fenicul, curățat, tăiat în sferturi, fără sămânță și feliat subțire

1 ardei gras roșu mediu, tocat (aproximativ ¾ cană)

1 până la 2 ardei Serrano, fără semințe și tăiați subțiri (vezi Fig.a se sprijini)

½ cană coriandru proaspăt ușor împachetat, tocat

1 reteta vinaigreta de mango lime (veziaranjament)

1. Decongelați scoici și creveți dacă sunt congelați. Tăiați scoicile în jumătate pe orizontală. Curățați și devenați creveții și tăiați-i în jumătate pe orizontală. Clătiți scoici și creveți; se usucă cu un prosop de hârtie. Umpleți o cratiță mare cu apă pe trei sferturi. Se aduce la fierbere. adăugați creveții și scoici; gătiți 3 până la 4 minute sau până când creveții și scoicile sunt opace; se scurge si se clateste sub apa rece pentru a se raci rapid. Se scurge bine si se lasa sa stea.

2. Într-un castron foarte mare, combinați pepenele galben, mango, fenicul, boia de ardei, ardeiul serrano și coriandru. Adăugați dressing de mango-lime; Agitați ușor pentru a acoperi. Adăugați ușor creveții fierți și scoici. Se lasă la marinat la frigider timp de 30 până la 60 de minute înainte de servire.

CREVEȚI CU USTUROI CU SPANAC OFILIT ȘI RADICCHIO

TEME PENTRU ACASĂ: Timp de gătire: 15 minute: 8 minute Randament: 3 porții

„SCAMPI" SE REFERĂ LA UN FEL DE MÂNCARE CLASIC DE RESTAURANT FACUT CU CREVETI MARI PRAJITI SAU LA GRATAR CU UNT SI MULT USTUROI SI LAMAIE. ACEASTĂ VERSIUNE SAVUROASĂ A ULEIULUI DE MĂSLINE ESTE APROBATĂ DE PALEO ȘI FORTIFICATĂ NUTRIȚIONAL CU O PRĂJIRE RAPIDĂ DE RADICCHIO ȘI SPANAC.

1 kilogram de creveți mari proaspeți sau congelați
4 linguri ulei de masline extravirgin
6 catei de usturoi, tocati
½ lingurita piper negru
¼ cană de vin alb sec
½ cană pătrunjel proaspăt tocat
½ cap de radicchio, fără semințe și feliate subțiri
½ linguriță de ardei roșu măcinat
9 căni de spanac baby
Felii de lămâi

1. Decongelați creveții dacă sunt congelați. Curățați și devenați creveții, lăsând cozile intacte. Într-o tigaie mare, încălziți 2 linguri de ulei de măsline la foc mediu-mare. Adaugati crevetii, 4 catei de usturoi tocati si piper negru. Gatiti si amestecati aproximativ 3 minute sau pana cand creveții devin opace. Pune amestecul de creveți într-un castron.

2. Adăugați vinul alb în tigaie. Gatiti, amestecand pentru a desprinde usturoiul auriu de pe fundul tigaii. Se toarnă vin peste creveți; se amestecă pentru a se combina. Adăugați

pătrunjelul. Acoperiți lejer cu folie pentru a se menține cald; pune deoparte.

3. Adăugați în tigaie cele 2 linguri de ulei de măsline rămase, 2 căței de usturoi tocați, radicchio și ardei roșu zdrobit. Gatiti si amestecati la foc mediu-mare timp de 3 minute sau pana cand radicchio incepe sa se ofileasca. Se amestecă ușor spanacul; gătiți și amestecați încă 1 până la 2 minute sau până când spanacul este fraged.

4. Pentru a servi, împărțiți amestecul de spanac în trei farfurii; Acoperiți cu amestec de creveți. Serviți cu felii de lămâie pentru a le stoarce peste creveți și legume.

SALATĂ DE CRAB CU AVOCADO, GRAPEFRUIT ȘI JICAMA

DE LA INCEPUT LA SFARSIT :30 minute face: 4 portii

CARNEA GIGANTICĂ SAU ÎNOTATOARE DORSALĂ ESTE CEA MAI BUNĂPENTRU ACEASTA SALATA. CARNEA DE CRAB GROSIERĂ, COCOLOASE, CONSTĂ DIN BUCĂȚI MARI POTRIVITE PENTRU SALATE. BACKFIN ESTE UN AMESTEC DE BUCĂȚI DE CARNE DE CRAB RUPTE ÎN BUCĂȚI MARI ȘI BUCĂȚI MICI DE CARNE DE CRAB DIN CORPUL CRABULUI. DEȘI MAI MICĂ DECÂT CRABUL URIAȘ, ÎNOTĂTOAREA DORSALĂ FUNCȚIONEAZĂ BINE. CREVEȚII PROASPEȚI SUNT CEL MAI BINE, DESIGUR, DAR CREVEȚII DEZGHEȚAȚI CONGELAȚI SUNT O ALEGERE BUNĂ.

6 căni de spanac baby

½ jicama medie, curatata si tocata*

2 grapefruit roz sau roșu rubin, decojite, fără semințe și feliate**

2 avocado mici, tăiate la jumătate

1 kg bucăți de crab sau carne

Vinaigretă cu busuioc grapefruit (vezi rețeta în dreapta)

1. Împărțiți spanacul în patru farfurii. Se ornează cu jicama, bucăți de grapefruit și sucul său recoltat, avocado și carne de crab. Stropiți cu vinaigretă de busuioc cu grepfrut.

Vinaigretă cu grepfrut și busuioc: amestecați ⅓ cană de ulei de măsline într-un borcan cu capac cu șurub; ¼ cană suc proaspăt de grapefruit; 2 linguri de suc proaspăt de portocale; ½ eșalotă mică, tocată; 2 linguri busuioc proaspăt tocat mărunt; ¼ lingurita de ardei rosu macinat; și ¼ de linguriță de piper negru. Închideți și agitați bine.

*Sfat: Jicama poate fi tăiată rapid în fâșii subțiri cu un curățător julienne.

**Sfat: Pentru a tăia grapefruitul, tăiați o felie între capătul tulpinii și fundul fructului. Așezați-l în poziție verticală pe o suprafață de lucru. Tăiați fructele în bucăți de sus în jos de-a lungul formei rotunjite a fructelor pentru a îndepărta coaja în fâșii. Țineți fructele peste un castron și folosiți un cuțit pentru a tăia centrul fructelor în părțile laterale ale fiecărei secțiuni pentru a elibera carnea. Puneți bucățile într-un bol cu sucul acumulat. Aruncați pulpa.

BULION DE COADĂ DE HOMAR CAJUN CU AIOLI DE TARHON

TEME PENTRU ACASĂ: 20 minute Gatire: 30 minute Randament: 4 portii FRICOS

PENTRU O CINĂ ROMANTICĂ ÎN DOI, ACEASTĂ REȚETĂ SE ÎMPARTE UȘOR ÎN JUMĂTATE. FOLOSIȚI FOARFECE DE BUCĂTĂRIE FOARTE ASCUȚITE PENTRU A TĂIA COAJA DE PE COZILE HOMARULUI PENTRU A LĂSA NIȘTE CARNE AROMATĂ.

2 rețete de condimente cajun (vezi aranjament)
12 catei de usturoi, curatati de coaja si taiati la jumatate
2 lămâi, tăiate la jumătate
2 morcovi mari, decojiti
2 tulpini de telina, curatate de coaja
2 bulbi de fenicul, feliati subtiri
1 kilogram de ciuperci întregi
4 cozi de homar din Maine, de la 7 la 8 uncii
Frigarui de bambus de 4 x 8 inch
½ cană Paleo Aioli (maionea cu usturoi) (vezi aranjament)
¼ cană muștar de Dijon (vezi aranjament)
2 linguri tarhon sau patrunjel proaspat, taiate fasii

1. Combinați 6 căni de apă, condimente cajun, usturoi și lămâi într-o cratiță de 8 litri. aduceți la fierbere; Se fierbe 5 minute. Reduceți căldura pentru a menține lichidul să fiarbă.

2. Tăiați morcovii și țelina în patru bucăți. Adăugați morcovii, țelina și feniculul în lichid. Acoperiți și gătiți timp de 10 minute. se adauga ciupercile; acoperiți și gătiți timp de 5 minute. Pune legumele într-un castron folosind o lingură cu fantă; Păstrați cald

3. Începând de la pedunculul fiecărei cozi de homar, introduceți o frigărui între carne și coajă, lucrând aproape până la capăt. (Acest lucru va împiedica coada să se încurce în timpul gătirii.) Reduceți căldura. Gătiți cozile homarului în apă clocotită într-o cratiță timp de 8 până la 12 minute sau până când cojile sunt roșii aprinse și pulpa este fragedă când este străpunsă cu o furculiță. Scoateți homarul din lichidul de gătit. Țineți cozile de homar cu un prosop de bucătărie și scoateți și aruncați frigăruile.

4. Într-un castron mic, combinați paleo aioli, muștarul de Dijon și tarhonul. Se serveste cu homar si legume.

MIDII PRAJITE CU AIOLI DE SOFRAN

DE LA ÎNCEPUT PÂNĂ LA SFÂRŞIT: 1H15 RANDAMENT: 4 PORŢII

ACEASTA ESTE O VERSIUNE PALEO A CLASICULUI FRANCEZMIDII FIERTE ÎN VIN ALB ŞI IERBURI ŞI SERVITE CU CARTOFI PRĂJIŢI SUBŢIRI ŞI CROCANŢI. ARUNCAŢI SCOICILE CARE NU SE ÎNCHID ÎNAINTE DE GĂTIT ŞI SCOICILE CARE NU SE DESCHID DUPĂ GĂTIRE.

CARTOFI PRĂJIŢI DE PANAIS
1½ kg păstârnac, decojit şi tăiat la 3 × ¼ inci în iulie

3 linguri de ulei de măsline

2 catei de usuroi tocati

¼ lingurita piper negru

⅛ linguriţă de piper cayenne

AIOLI DE ŞOFRAN
⅓ cană paleo aioli (maioneză cu usturoi) (vezi aranjament)

⅛ linguriţă fire de şofran, uşor zdrobite

COAJĂ ALBASTRĂ
4 linguri de ulei de măsline

½ cană de eşalotă tocată mărunt

6 catei de usturoi, tocati

¼ lingurita piper negru

3 căni de vin alb sec

3 crengute mari de patrunjel cu frunze plate

4 kilograme de scoici, curăţate şi decojite*

¼ cană pătrunjel italian proaspăt tocat

2 linguri tarhon proaspat, taiat fasii (optional)

1. Pentru chipsurile de păstârnac, preîncălziţi cuptorul la 250°F. Înmuiaţi păstârnacul feliat în suficientă apă rece

pentru a-i acoperi în frigider timp de 30 de minute; se scurge și se usucă cu un prosop de hârtie.

2. Tapetați o tavă mare de copt cu hârtie de copt. Pune păstârnacul într-un castron foarte mare. Într-un castron mic, combinați 3 linguri de ulei de măsline, 2 căței de usturoi tocați, ¼ de linguriță de piper negru și piper cayenne; Se întinde peste păstârnac și se amestecă. Întindeți păstârnacul într-un strat uniform pe foaia de copt pregătită. Coaceți 30 până la 35 de minute sau până când se înmoaie și începe să se rumenească, amestecând din când în când.

3. Pentru aioli, combinați paleo aioli și șofranul într-un castron mic. Acoperiți și lăsați la frigider până când sunt gata de servire.

4. Între timp, într-o cratiță de 6-8 litri sau în cuptorul olandez, încălziți 4 linguri de ulei de măsline la foc mediu-mare. Adăugați eșalotă, 6 căței de usturoi și ¼ de linguriță de piper negru; Gatiti aproximativ 2 minute sau pana cand se inmoaie si se ofilesc, amestecand des.

5. Adăugați vin și crenguțe de pătrunjel în oală; aduce la fierbere. Adăugați midiile, amestecați de câteva ori. Acoperiți strâns și fierbeți la abur timp de 3 până la 5 minute sau până când cojile se deschid, amestecând ușor de două ori. Aruncați scoicile care nu se deschid.

6. Folosiți o lingură mare pentru a transfera scoicile în farfurii de supă puțin adânci. Scoateți și aruncați crenguțele de pătrunjel din lichidul de gătit; Turnați lichidul de gătit peste midii. Se presara patrunjel tocat si tarhon, daca se

doreste. Se serveste imediat cu cartofi prajiti de pastarnac si aioli de sofran.

* Sfat: gătiți midiile în aceeași zi în care le cumpărați. Dacă folosiți scoici sălbatice, înmuiați-le într-un castron cu apă rece timp de 20 de minute pentru a îndepărta nisipul și nisipul. (Acest lucru nu este necesar pentru midiile de crescătorie.) Spălați midiile pe rând cu o perie tare sub jet de apă rece. Muștarul midii cu aproximativ 10 până la 15 minute înainte de gătire. Barba este un grup mic de fibre care ies din carapace. Pentru a scoate barba, ia sfoara între degetul mare si aratator si trage-l spre balama. (Această metodă nu va ucide scoica.) Puteți folosi și clești sau pensete pentru a prinde. Asigurați-vă că coaja fiecărei midii este bine închisă. Dacă există cochilii deschise, atingeți ușor masa.

SCOICI LA TIGAIE CU SOS DE SFECLĂ ROȘIE

DE LA INCEPUT LA SFARSIT :30 minute face: 4 portii<u>FRICOS</u>

PENTRU O CRUSTĂ AURIE FRUMOASĂ,ASIGURAȚI-VĂ CĂ SUPRAFAȚA SCOICILOR ESTE USCATĂ ȘI CĂ TIGAIA ESTE FIERBINTE ÎNAINTE DE A LE ADĂUGA ÎN TIGAIE. DE ASEMENEA, LĂSAȚI SCOICILE SĂ SE RUMENEASCĂ FĂRĂ A LE DERANJA TIMP DE 2 PÂNĂ LA 3 MINUTE, VERIFICÂND BINE ÎNAINTE DE A LE ÎNTOARCE.

1 kilogram de scoici proaspete sau congelate, uscate cu un prosop de hârtie

3 sfeclă medie, curățată și tăiată în bucăți

½ măr Granny Smith, decojit și tocat

2 jalapeños, fără semințe, fără semințe și tocate (vezi<u>a se sprijini</u>)

¼ cană coriandru proaspăt tocat

2 linguri ceapa rosie tocata marunt

4 linguri de ulei de măsline

2 linguri suc proaspăt de lămâie

piper alb

1. Decongelați scoici dacă sunt congelați.

2. Pentru sosul de sfeclă, combinați sfecla, mărul, jalapeños, coriandru, ceapa, 2 linguri de ulei de măsline și sucul de lămâie într-un castron mediu. Amesteca bine. Dați deoparte când pregătiți scoici.

3. Clătiți scoicile; se usucă cu un prosop de hârtie. Într-o tigaie mare, încălziți restul de 2 linguri de ulei de măsline la foc mediu-mare. adăugați scoicile; Prăjiți timp de 4 până la 6 minute sau până când devine auriu și doar opac la exterior. Stropiți ușor scoicile cu piper alb.

4. Pentru a servi, întindeți uniform sosul de sfeclă pe farfurii; deasupra cu scoici. Serviți imediat.

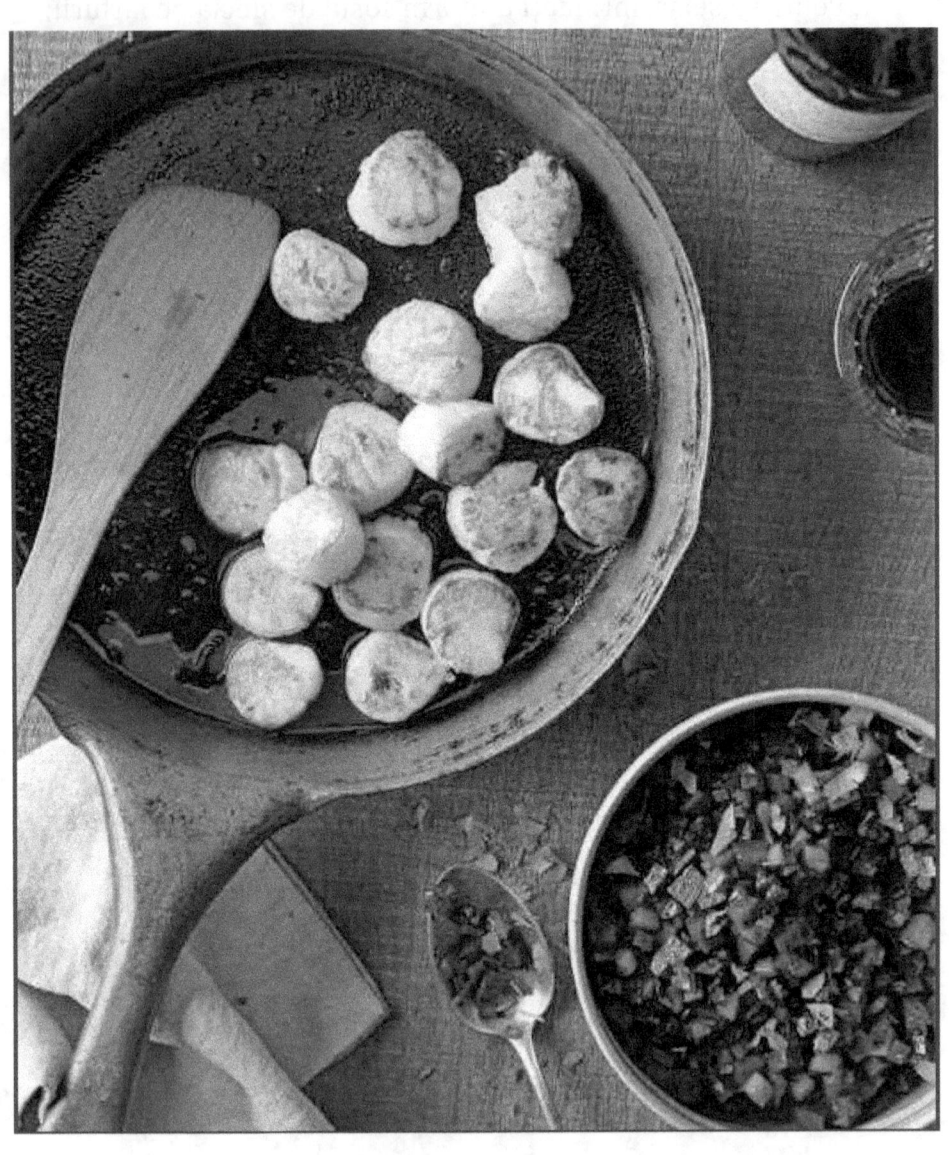

SCOICI LA GRĂTAR CU SOS DE CASTRAVEȚI ȘI MĂRAR

TEME PENTRU ACASĂ:Rece 35 de minute: 1 până la 24 de ore Grătar: 9 minute
Randament: 4 porții

IATĂ UN SFAT PENTRU AVOCADO PERFECT:CUMPĂRAȚI-LE CÂND SUNT DE CULOARE VERDE DESCHIS ȘI TARI, APOI LĂSAȚI-LE SĂ SE COACĂ PE BLAT CÂTEVA ZILE PÂNĂ CE DAU PUȚIN LA APĂSARE CU DEGETELE. DACĂ SUNT TARI ȘI NECOAPTE, NU SE VÂNĂTĂ ATUNCI CÂND SUNT TRANSPORTATE DE PE PIAȚĂ.

12 până la 16 scoici proaspete sau congelate (1¼ până la 1¾ de lire în total)
¼ cană ulei de măsline
4 catei de usturoi, tocati
1 lingurita piper negru proaspat macinat
2 dovlecei de mărime medie, tăiați și tăiați în jumătate pe lungime
½ castravete mediu, tăiat în jumătate pe lungime și feliat subțire transversal
1 avocado mediu, tăiat în jumătate, fără semințe, curățat și tocat
1 roșie medie, fără semințe, fără sămânță și tocată
2 lingurite de menta proaspata
1 lingurita marar proaspat, taiat fasii

1. Decongelați scoici dacă sunt congelați. Clătiți scoicile sub apă rece; se usucă cu un prosop de hârtie. Într-un castron mare, combinați 3 linguri de ulei, usturoi și ¾ de linguriță de piper. adăugați scoicile; Agitați ușor pentru a acoperi. Acoperiți și lăsați la frigider pentru cel puțin 1 oră sau până la 24 de ore, amestecând ocazional.

2. Ungeți jumătățile de dovlecel cu lingura de ulei rămasă; presarati uniform peste ¼ lingurita de piper ramasa.

3. Scurgeți scoici, aruncați marinata. Treceți două frigărui de 10 până la 12 inci prin fiecare scoici, folosind 3 până la 4 scoici pe frigărui, lăsând o distanță de ½ inch între scoici. *(Înșirați scoicile pe două șine le va ajuta să le mențineți stabile în timp ce gătiți și răsturnați.)

4. Pentru un grătar cu cărbune sau pe gaz, puneți frigăruile de scoici și jumătățile de dovlecel direct pe grătar la foc mediu-mare. ** Acoperiți și gătiți până când scoicile sunt opace și dovleceii sunt fragezi, răsturnându-le la jumătatea grătarului. Așteptați 6 până la 8 minute pentru scoici și 9 până la 11 minute pentru dovlecel.

5. Între timp, pentru sos, combinați castravetele, avocado, roșiile, menta și mararul într-un castron mediu. Se amestecă ușor pentru a se combina. Pe fiecare dintre cele 4 farfurii se pune 1 scoici. Tăiați dovleceii în jumătate pe diagonală și adăugați-i într-un vas cu scoici. Se toarnă amestecul de castraveți uniform peste scoici.

*Sfat: Dacă folosiți frigărui de lemn, înmuiați-le în apă suficientă pentru a le acoperi timp de 30 de minute înainte de a le folosi.

**Pentru grătar: Pregătiți așa cum este descris la pasul 3. Aranjați frigăruile de scoici și jumătățile de dovlecel pe un grătar neîncălzit într-o tigaie. Prăjiți la 4 până la 5 inci de pe foc până când scoicile sunt opace și dovleceii sunt fragezi, întorcându-se o dată la jumătatea gătitului. Așteptați 6 până la 8 minute pentru scoici și 10 până la 12 minute pentru dovlecel.

SCOICI LA GRĂTAR CU ROȘII, ULEI DE MĂSLINE ȘI SOS DE IERBURI

TEME PENTRU ACASĂ: Timp de gătire: 20 minute: 4 minute Randament: 4 porții

SOSUL APROAPE SEAMĂNĂ CU O VINAIGRETĂ CALDĂ. ULEIUL DE MĂSLINE, ROȘIILE PROASPĂT TOCATE, SUCUL DE LĂMÂIE ȘI IERBURILE SUNT AMESTECATE ȘI ÎNCĂLZITE FOARTE UȘOR CÂT SĂ SE ÎMBINE AROMELE, APOI SE SERVESC CU SCOICI PRĂJITE ȘI O SALATĂ CROCANTĂ DE MUGURI DE FLOAREA SOARELUI.

SCOICI ȘI SOS

1 până la 1½ kilograme scoici, proaspete sau congelate (aproximativ 12)

2 roșii Roma mari, curatate de coaja, *seminte si tocate

½ cană ulei de măsline

2 linguri suc proaspăt de lămâie

2 linguri busuioc proaspăt tocat

1 până la 2 lingurițe de arpagic tocat mărunt

1 lingura ulei de masline

SALATĂ

4 cani de muguri de floarea soarelui

1 lămâie tăiată felii

ulei de măsline extra virgin

1. Decongelați scoici dacă sunt congelați. Clătiți scoicile; Știu, lasă-l deoparte.

2. Pentru sos, combinați roșiile, ½ cană ulei de măsline, sucul de lămâie, busuioc și ceapa primăvară într-o cratiță mică; pune deoparte.

3. Încinge 1 lingură de ulei de măsline într-o tigaie mare la foc mediu-mare. adăugați scoicile; Gătiți 4 până la 5 minute

sau până când devine auriu și opac, întorcându-se o dată la jumătatea gătitului.

4. Pentru salata, asezam varza intr-un bol de servire. Stoarceți feliile de lămâie peste muguri și stropiți cu puțin ulei de măsline. Se amestecă pentru a se combina.

5. Încinge sosul la foc mic până se încinge; nu fierbe. Pentru a servi, pune putin sos in centrul farfurii; Acoperiți cu 3 scoici. Se serveste cu salata de germeni.

*Sfat: Pentru a curăța ușor o roșie, puneți-o într-o oală cu apă clocotită timp de 30 de secunde până la 1 minut sau până când pielea se dizolvă. Scoateți roșiile din apa clocotită și puneți-le imediat într-un vas cu apă cu gheață pentru a opri gătirea. Când roșia este suficient de rece pentru a fi la atingere, îndepărtați coaja.

CHIMEN PRAJIT CONOPIDA CU FENICUL SI CEAPA SIDEFATA

TEME PENTRU ACASĂ: 15 minute Timp de gătire: 25 minute Randament: 4 porții FRICOS

EXISTĂ CEVA DEOSEBIT DE ATRACTIV PRINTR-O COMBINAȚIE DE CONOPIDĂ PRĂJITĂ ȘI AROMA PĂMÂNTEASCĂ, PRĂJITĂ A CHIMENULUI. ACEST FEL DE MÂNCARE PRIMEȘTE UN FACTOR DE DULCEAȚĂ SUPLIMENTAR DIN COACĂZELE USCATE. DACĂ DORIȚI, PUTEȚI ADĂUGA PUȚINĂ CĂLDURĂ ÎN PASUL 2 CU ¼ PÂNĂ LA ½ LINGURIȚĂ DE ARDEI ROȘU ZDROBIT CU CHIMEN ȘI COACĂZE ROȘII.

3 linguri ulei de cocos nerafinat
1 conopidă medie, tăiată în buchețele de conopidă (4-5 căni)
2 capete de fenicul, tocate grosier
1½ cani de ceapa perla congelata, dezghetata si scursa
¼ cană coacăze uscate
2 lingurite chimen macinat
mărar proaspăt tocat (opțional)

1. Încinge uleiul de cocos într-o tigaie foarte mare la foc mediu-mare. Adăugați conopida, fenicul și ceapa perla. Acoperiți și gătiți timp de 15 minute, amestecând din când în când.

2. Reduceți căldura la mediu-scăzut. Adăugați coacăze și chimen în tigaie; gatiti, neacoperit, aproximativ 10 minute sau pana cand conopida si feniculul sunt fragede si aurii. Ornați cu mărar dacă doriți.

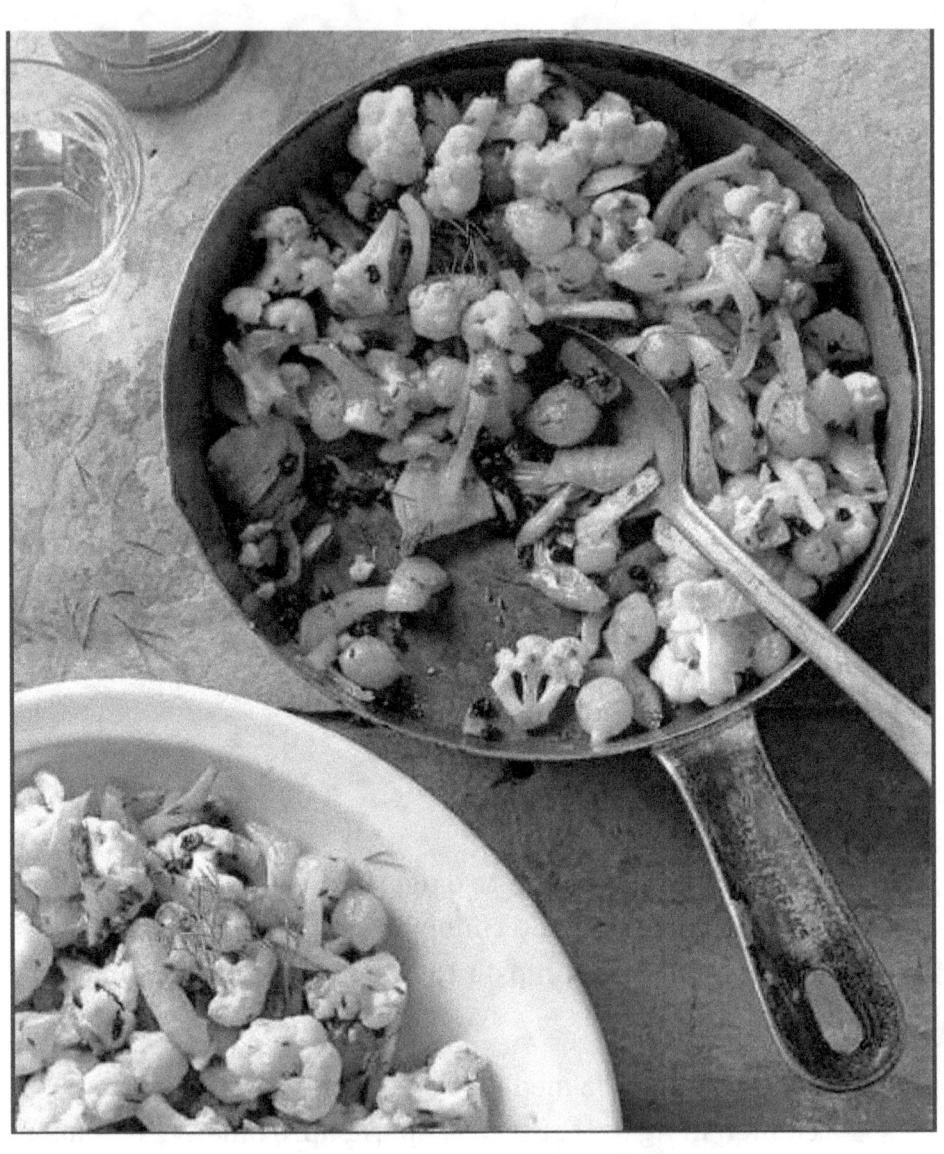

SOS GROS DE ROȘII ȘI VINETE CU DOVLECEI SPAGHETTI

TEME PENTRU ACASĂ:30 minute Gătire: 50 minute Răcire: 10 minute Gătire: 10 minute
Randament: 4 porții

ACEASTĂ GARNITURĂ GUSTOASĂ SE RĂSTOARNĂ UȘORLA FELUL PRINCIPAL. ADĂUGAȚI APROXIMATIV 1 KILOGRAM DE CARNE TOCATĂ DE VITĂ SAU DE BIZON FIARTĂ LA AMESTECUL DE ROȘII ȘI VINETE, DUPĂ CE ÎL PIUREZI UȘOR CU UN ZDROBITOR DE CARTOFI.

1 dovleac spaghetti, 2 până la 2½ kilograme
2 linguri ulei de masline
1 cană vinete decojite și tocate
¾ cană ceapă tocată
1 ardei gras rosu mic, tocat (½ cana)
4 catei de usturoi, tocati
4 roșii roșii coapte medii, decojite și tăiate grosier după gust (aproximativ 2 căni)
½ cană busuioc proaspăt tocat

1. Preîncălziți cuptorul la 375°F. Tapetați o foaie mică de copt cu hârtie de copt. Tăiați dovleceii spaghetti în jumătate pe lungime. Folosiți o lingură mare pentru a răzui semințele și firele. Pune jumătate de dovleac, cu partea tăiată în jos, pe foaia de copt pregătită. Coaceți descoperit timp de 50 până la 60 de minute sau până când dovleceii sunt fragezi. Lasam sa se raceasca pe un gratar timp de aproximativ 10 minute.

2. Între timp, încălziți uleiul de măsline într-o tigaie mare la foc mediu-mare. Adăugați ceapa, vinetele și ardeii; Gatiti 5-7 minute sau pana cand legumele sunt fragede,

amestecand din cand in cand. adauga usturoiul; gătiți și amestecați încă 30 de secunde. adăugați roșiile; Gatiti 3 pana la 5 minute sau pana cand rosiile sunt fragede, amestecand din cand in cand. Folosiți un mașină de piure de cartofi pentru a zdrobi ușor amestecul. Adăugați jumătate din busuioc. Acoperiți și gătiți timp de 2 minute.

3. Folosiți o mănușă de cuptor sau un prosop pentru a ține jumătățile de dovleac împreună. Folosind o furculiță, răzuiți carnea de dovleac într-un castron mediu. Împărțiți dovleceii în patru farfurii. Întindeți sosul uniform. Se presară cu restul de busuioc.

CIUPERCI PORTOBELLO UMPLUTE

TEME PENTRU ACASĂ:35 de minute de gătit: 20 de minute de gătit: 7 minute
Randament: 4 porții

PENTRU CEL MAI PROASPĂT PORTOBELLO, CĂUTAȚI CIUPERCI ALE CĂROR TULPINI SUNT ÎNCĂ INTACTE. BRANHIILE AR TREBUI SĂ PARĂ UMEDE, DAR NU UMEDE SAU NEGRE ȘI TREBUIE SĂ FIE BINE SEPARATE. PENTRU A PREGĂTI ORICE TIP DE CIUPERCĂ PENTRU GĂTIT, USCAȚI-O CU UN PROSOP DE HÂRTIE UȘOR UMED. NU ȚINEȚI NICIODATĂ CIUPERCILE SUB APĂ ȘI NU LE SCUFUNDAȚI NICIODATĂ ÎN APĂ; SUNT FOARTE ABSORBANTE ȘI DEVIN MOI ȘI ÎMBIBATE CU APĂ.

- 4 ciuperci Portobello mari (aproximativ 1 kilogram în total)
- ¼ cană ulei de măsline
- 1 lingură de tămâie (vezi aranjament)
- 2 linguri ulei de masline
- ½ cană de eșalotă tocată
- 1 lingura de usturoi tocat
- 1 liră de smog elvețian, tulpinile îndepărtate și tocate (aproximativ 10 căni)
- 2 lingurițe de condimente mediteraneene (vezi aranjament)
- ½ cană ridichi tocate

1. Preîncălziți cuptorul la 200°C. Scoateți tulpinile de pe ciuperci și păstrați-le pentru pasul 2. Răzuiți fâșiile de pe capace cu vârful unei linguri; aruncați branhiile. Aranjați capacele de ciuperci într-o tavă dreptunghiulară de 3 litri; Ungeți ambele părți ale ciupercilor cu ¼ de cană de ulei de măsline. Deșurubați capacele de la ciuperci, astfel încât părțile laterale ale tulpinii să fie sus. Stropiți cu condimente afumate. Acoperiți caserola cu folie de

aluminiu. Gatiti acoperit aproximativ 20 de minute sau pana se inmoaie.

2. Între timp, toacă tulpinile de ciuperci rezervate; pune deoparte. Pentru smog, îndepărtați fâșiile groase de frunze și aruncați-le. Tăiați frunzele de cartofi în bucăți mari.

3. Încinge 2 linguri de ulei de măsline într-o tigaie foarte mare la foc mediu-mare. Adauga salota si usturoiul; Gatiti si amestecati timp de 30 de secunde. Adăugați tulpinile de ciuperci tocate, smogurile tocate și condimentele mediteraneene. gătiți, neacoperit, timp de 6 până la 8 minute sau până când smogul este fraged, amestecând din când în când.

4. Întindeți amestecul de cartofi peste capacele de ciuperci. Turnați lichidul rămas peste ciupercile umplute în tava de copt. Se ornează cu ridichi tocate.

FRIPTURĂ DE RADICCHIO

TEME PENTRU ACASĂ: 20 minute Gatire: 15 minute Randament: 4 portii

RADICCHIO ESTE CEL MAI CONSUMATCA PARTE A UNEI SALATE PENTRU A OFERI O AMĂRĂCIUNE PLĂCUTĂ ÎNTRE LEGUMELE AMESTECATE, DAR PUTEȚI ȘI FRIGE SAU GRĂTAR SINGUR. RADICCHIO ARE O UȘOARĂ AMĂRĂCIUNE CARE NU AR TREBUI SĂ FIE COPLEȘITOARE. CĂUTAȚI MUGURI MAI MICI, CU FRUNZE PROASPETE ȘI CROCANTE ȘI NU OFILITE. CAPĂTUL TĂIAT POATE FI PUȚIN MARO, DAR AR TREBUI SĂ FIE ÎN MARE PARTE ALB. IN ACEASTA RETETA, UN STROP DE OTET BALSAMIC ADAUGA DULCEATA INAINTE DE SERVIRE.

2 capete mari de radicchio

¼ cană ulei de măsline

1 lingurita de condimente mediteraneene (vezi aranjament)

¼ cană oțet balsamic

1. Preîncălziți cuptorul la 200°F. Tăiați radicchio în felii, lăsând puțină groapă (ar trebui să aveți 8 felii). Ungeți suprafețele tăiate ale feliilor de radicchio cu ulei de măsline. Așezați bărcile cu partea tăiată în jos pe tava de copt; Stropiți cu condimente mediteraneene.

2. Prăjiți aproximativ 15 minute sau până când radicchio se înmoaie, răsturnând o dată la jumătatea gătitului. Puneți radicchio într-un bol de servire. stropiți cu oțet balsamic; servi imediat.

FENICUL PRĂJIT CU VINAIGRETĂ DE PORTOCALE

TEME PENTRU ACASĂ: 25 minute Prajire: 25 minute Randament: 4 portii

SCOATEȚI RESTUL DE DRESSING PENTRU A SE AMESTECASE SERVESTE CU O SALATA VERDE SAU CU CARNE DE PORC, PASARE SAU PESTE LA GRATAR. PĂSTRAȚI RESTURILE DE PANSAMENT ÎNTR-UN RECIPIENT ERMETIC LA FRIGIDER PÂNĂ LA 3 ZILE.

6 linguri ulei de măsline extravirgin, plus mai mult pentru periaj

1 bulb mare de fenicul, curățat, fără sămânța și tăiat în sferturi (rezervați frunzele pentru garnitură, dacă doriți)

1 ceapă mov, tăiată în sferturi

½ portocală, feliată subțire

½ cană suc de portocale

2 linguri otet de vin alb sau otet de sampanie

2 linguri suc de mere

1 lingurita de seminte de fenicul macinate

1 lingurita coaja de portocala rasa fin

½ linguriță muștar de Dijon (veziaranjament)

Piper negru

1. Preîncălziți cuptorul la 425°F. Ungeți ușor o tavă mare de copt cu ulei de măsline. Aranjați pe tava de copt feliile de fenicul, ceapa și portocala; Stropiți cu 2 linguri de ulei de măsline. Aruncați ușor legumele pentru a le acoperi cu ulei.

2. Legumele la grătar timp de 25 până la 30 de minute sau până când se înmoaie și se rumenesc ușor, întorcându-le o dată la jumătatea gătitului.

3. Intre timp, pentru vinegreta de portocale, intr-un blender, combinati sucul de portocale, otetul, cidrul, semintele de fenicul, coaja de portocale, mustarul de Dijon si boabele de piper. Cu blenderul în funcțiune, adăugați încet restul de 4 linguri de ulei de măsline într-un flux subțire. Continuați să amestecați până când dressingul se îngroașă.

4. Pune legumele pe un platou de servire. Servește legumele cu puțină vinegretă. Ornați cu frunze de fenicul rezervate, dacă doriți.

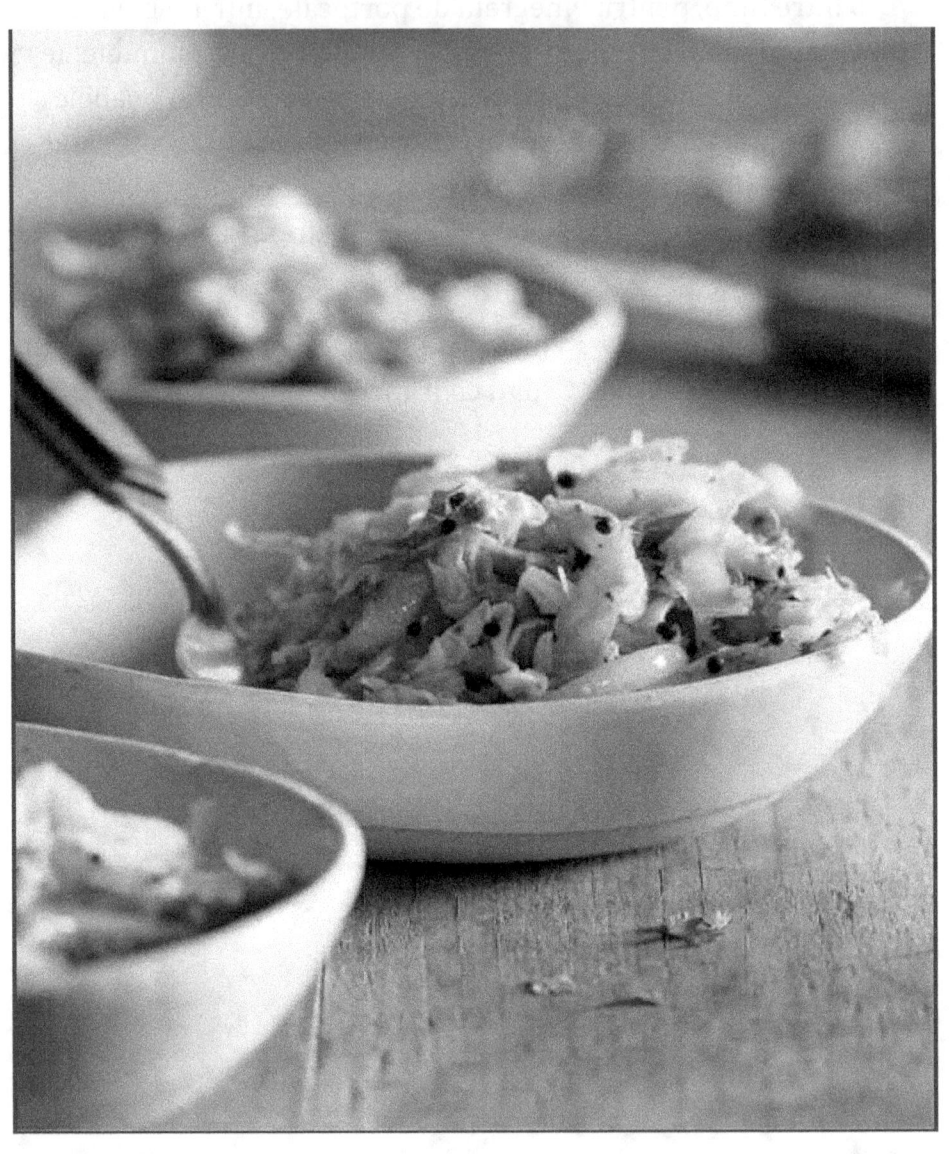

VARZĂ SAVOY ÎN STIL PUNJABI

TEME PENTRU ACASĂ:20 minute Gatire: 25 minute Randament: 4 portiiFRICOS

ESTE UIMITOR CE SE ÎNTÂMPLĂCU VARZĂ SIMPLĂ, CARE ESTE GUSTOASĂ CÂND ESTE FIERTĂ CU GHIMBIR, USTUROI, ARDEI IUTE ȘI CONDIMENTE INDIENE. MUȘTARUL PRĂJIT, CORIANDRU ȘI SEMINȚELE DE CHIMEN ADAUGĂ SAVOARE ȘI CROCANT ACESTUI FEL DE MÂNCARE. ATENȚIE: E CALD! ARDEIUL DE CIOCUL DE PASĂRE ESTE MIC, DAR FOARTE PUTERNIC, IAR FELUL DE MÂNCARE CONȚINE ȘI JALAPENO. DACĂ VREI SĂ FIE MAI PUȚIN PICANT, FOLOSEȘTE JALAPEÑO.

1 buton de ghimbir proaspăt de 2 inchi, decojit și tăiat în felii de ⅓ inch
5 catei de usturoi
1 jalapeño mare, fără tulpină, fără semințe și tăiat la jumătate (vezia se sprijini)
2 lingurițe de Garam Masala fără sare adăugată
1 lingurita turmeric macinat
½ cană bulion de oase de pui (veziaranjament) sau bulion de pui nesarat
3 linguri ulei de cocos rafinat
1 lingura de seminte de mustar negru
1 lingurita seminte de coriandru
1 lingurita de chimen
1 ardei întreg de cioc de pasăre (ardei de copac) (vezia se sprijini)
1 baton de scorțișoară de 3 inci
2 cesti de ceapa galbena tocata marunt (aproximativ 2 medii)
12 cesti de varza kale, fara seminte, feliate subtiri (aproximativ 1 ½ kilograme)
½ cană coriandru proaspăt, tocat (opțional)

1. Combinați ghimbirul, usturoiul, jalapeño, garam masala, turmeric și ¼ de cană de bulion de oase de pui într-un robot de bucătărie sau un blender. Acoperiți și procesați sau amestecați până la omogenizare; pune deoparte.

2. Într-o tigaie foarte mare, combinați uleiul de cocos, semințele de muștar, semințele de coriandru, semințele de chimen, chili și batonul de scorțișoară. Gatiti la foc mediu-mare, agitand tigaia des, timp de 2-3 minute sau pana cand batoanele de scortisoara sparg (atentie, semintele de mustar se vor crapa si se vor stropi in timpul fierberii). se adauga ceapa; gătiți și amestecați timp de 5-6 minute sau până când ceapa se rumenește ușor. Adăugați amestecul de ghimbir. Gatiti 6 pana la 8 minute sau pana cand amestecul este bine caramelizat, amestecand des.

3. Se adauga varza si bulionul de oase de pui ramas; amesteca bine. Acoperiți și gătiți timp de aproximativ 15 minute sau până când varza este fragedă, amestecând de două ori. Descoperiți tigaia. Gatiti si amestecati 6-7 minute sau pana cand varza se rumeneste usor si s-a evaporat excesul de supa de oase de pui.

4. Scoateți și aruncați batonul de scorțișoară și ardeiul iute. Stropiți cu coriandru dacă doriți.

SCORȚIȘOARĂ PRĂJITĂ DOVLEAC BUTTERNUT

TEME PENTRU ACASĂ: Prăjiți timp de 20 de minute: 30 de minute face: 4-6 porții

UN PRAF DE PIPER CAYENNE ADAUGĂ UN PLUS PICANT ACESTOR CUBURI DULCI DE DOVLEAC PRĂJIT. ESTE UȘOR SĂ SARI DACĂ VREI. SERVEȘTE ACEASTĂ GARNITURĂ UȘOARĂ CU FRIPTURĂ DE PORC SAU COTLETE DE PORC.

- 1 dovleac (aproximativ 2 lire sterline), curățat, fără semințe și tăiat în cuburi de ¾ inch
- 2 linguri ulei de masline
- ½ lingurita de scortisoara macinata
- ¼ lingurita piper negru
- ⅛ linguriță de piper cayenne

1. Preîncălziți cuptorul la 400°F. Într-un castron mare, amestecați dovleacul cu uleiul de măsline, scorțișoara, piper negru și piper cayenne. Tapetați o tavă mare de copt cu hârtie de copt. Întindeți dovleacul într-un singur strat pe tava de copt.

2. Prăjiți 30 până la 35 de minute sau până când dovleceii sunt fragezi și aurii pe margini, amestecând o dată sau de două ori.

SPARANGHEL LA GRATAR CU UN OU CERNUT SI NUCA

DE LA INCEPUT LA SFARSIT :15 minute face: 4 portii

ACEASTA ESTE O VERSIUNE A UNUI CLASICUN FEL DE MÂNCARE FRANȚUZEASCĂ DE LEGUME NUMITĂ ASPASMIMOZA, NUMITĂ AȘA PENTRU CĂ VASUL VERDE, ALB ȘI GALBEN SEAMĂNĂ CU FLOAREA CU ACELAȘI NUME.

1 kilogram de sparanghel proaspăt, tocat
5 linguri de vinegretă de usturoi la grătar (vezi aranjament)
1 ou fiert tare, decojit
3 linguri de nuci zdrobite, prajite (vezi a se sprijini)
piper negru proaspăt măcinat

1. Poziționați grătarul cuptorului la 4 inci de elementul de încălzire; Preîncălziți grătarul la foc mare.

2. Întinde sparanghelul pe o tavă de copt. Stropiți cu 2 linguri de vinegretă cu usturoi prăjit. Rulați sparanghelul cu mâinile pentru a le acoperi cu vinaigretă. Prăjiți 3 până la 5 minute sau până când sunt fragezi și fragezi, întorcând sparanghelul în fiecare minut. Se pune pe un platou de servire.

3. Tăiați oul în jumătate; Presați un ou printr-o sită peste sparanghel. (De asemenea, puteți rade oul cu găurile mari pe răzătoarea cutie.) Aruncați sparanghelul și oul cu restul de 3 linguri de dressing de usturoi prăjit. Se orneaza cu nuci si se presara cu piper.

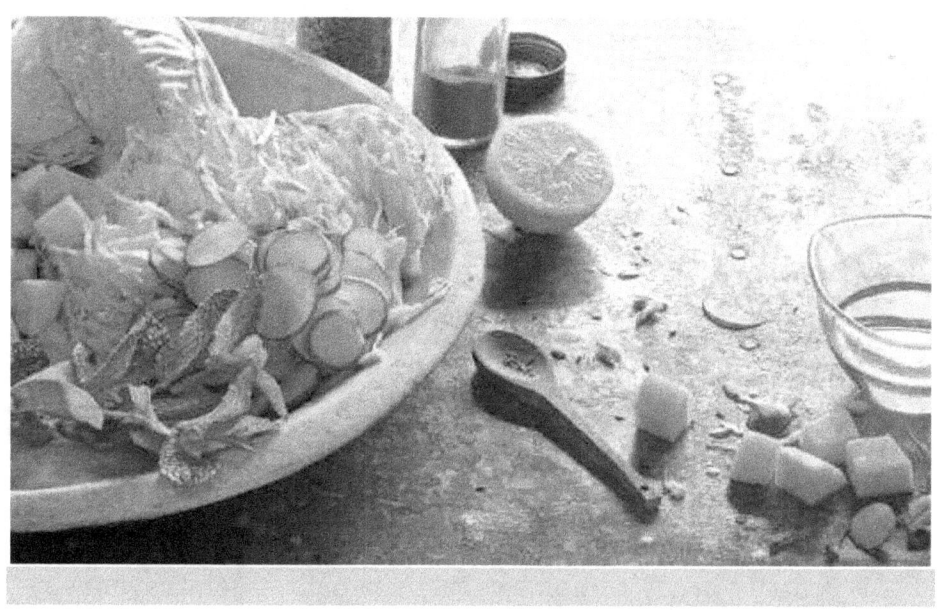

SALATĂ CROCANTĂ DE VARZĂ CU RIDICHI, MANGO ȘI MENTĂ

DE LA INCEPUT LA SFARSIT :20 minute face: 6 portii FRICOS

3 linguri suc proaspăt de lămâie
¼ lingurita de piper cayenne
¼ linguriță de chimen măcinat
¼ cană ulei de măsline
4 căni de varză mărunțită
1½ cană ridichi foarte subțiri
1 cană de mango copt tăiat cubulețe
½ cană de eșalotă tocată
⅓ ceasca de menta proaspata tocata

1. Pentru a ornat, combina sucul de lamaie, ardeiul cayenne si chimenul macinat intr-un castron mare. Adăugați ulei de măsline într-un jet subțire.

2. Pune varza, ridichile, mango, ceapa si menta intr-un bol pentru dressing. Se amestecă bine pentru a se combina.

INELE DE VARZĂ PRĂJITĂ DE VACA CU LĂMÂIE

TEME PENTRU ACASĂ:10 minute de prăjire: 30 de minute face: 4 până la 6 porții

3 linguri de ulei de măsline
1 varză medie, tăiată în felii de 1 cm
2 lingurițe de muștar de Dijon (vezi aranjament)
1 lingurita coaja de lamaie rasa fin
¼ lingurita piper negru
1 lingurita de chimen
Felii de lămâi

1. Preîncălziți cuptorul la 400°F. Ungeți o tavă mare de copt cu 1 lingură de ulei de măsline. Aranjați sarmale pe tava de copt; pune deoparte.

2. Într-un castron mic, combinați restul de 2 linguri de ulei de măsline, muștar de Dijon și coaja de lămâie. Întindeți feliile de varză pe o foaie de copt, asigurându-vă că muștarul și coaja de lămâie sunt distribuite uniform. Se presară cu piper și chimen.

3. Prăjiți timp de 30 până la 35 de minute sau până când varza este fragedă și aurie. Se servește cu felii de lamaie stoarse peste varza.

VARZĂ PRĂJITĂ CU SPRAY BALSAMIC DE PORTOCALE

TEME PENTRU ACASĂ: 15 minute Prajire: 30 minute Randament: 4 portii

3 linguri de ulei de măsline

1 cap mic de varză, fără miez şi tăiat în 8 felii

½ lingurita piper negru

⅓ cană de oțet balsamic

2 lingurite coaja de portocala rasa fin

1. Preîncălziţi cuptorul la 450°F. Ungeţi o tavă mare de copt cu 1 lingură de ulei de măsline. Aranjaţi feliile de varză pe tava de copt. Ungeţi varza cu restul de 2 linguri de ulei de măsline şi stropiţi cu piper.

2. Varza la grătar timp de 15 minute. răsturnaţi feliile de varză; Prăjiţi timp de aproximativ 15 minute mai mult sau până când varza este fragedă şi marginile sunt aurii.

3. Combinaţi oţetul balsamic şi coaja de portocală într-o cratiţă mică. Se aduce la fiert la foc mediu; reduce. Se fierbe neacoperit aproximativ 4 minute sau până când se reduce la jumătate. Stropiţi peste felii de varză prăjită; servi imediat.

www.ingramcontent.com/pod-product-compliance
Lightning Source LLC
Chambersburg PA
CBHW050353120526
44590CB00015B/1672